PHILIPPE CHAVANNE



# LES VERTUS DES PROTÉINES VÉGÉTALES

**MA PETITE COLLECTION**
Les essentiels de l'alimentation santé !

EDITIONS Alpen
9, avenue Albert II
98000 Monaco

Déjà auteur de plusieurs ouvrages à succès parus chez le même éditeur (Découvrez les vertus de l'aloe vera, Les antidouleurs naturels, L'intolérance au lait, Les insecticides naturels, Les bienfaits des aliments lactofermentés, Les antifatigues naturels...), Philippe Chavanne livre ici les principaux secrets, vertus et bienfaits des protéines végétales, ainsi qu'une multitude de savoureuses recettes les mettant en valeur.

PHILIPPE CHAVANNE

# LES VERTUS DES PROTÉINES VÉGÉTALES

**MA PETITE COLLECTION**
Les essentiels de
l'alimentation santé !

EDITIONS Alpen
9, avenue Albert II
98000 Monaco

*Pour la présente Édition*

*9, avenue Albert II*
*MC - 98000 MONACO*
**Tél. :** *00377 97 77 62 10*
**Fax :** *00377 97 77 62 11*

**Direction :**
*Thierry Casseville*
**Responsable éditoriale :**
*Fabienne Desmarets*
**Mise en page et infographie :**
*Stéphane Falaschi*

**Dépôt légal :** *2018*
*ISBN13 : 978-2-35934-540-7*

*Imprimé en France*

Achevé d'imprimer le 7 décembre 2018 par l'imprimerie *La Source d'Or*
63039 Clermont-Ferrand - Imprimeur n° 20958N

*Dans le cadre de sa politique de développement durable,*
*La Source d'Or a été référencée IMPRIM'VERT® par son organisme consulaire de tutelle.*
*Cet ouvrage est imprimé - pour l'intérieur -*
*sur papier bouffant Munken Print White 80 g main de 1.8*

AVERTISSEMENT

Les informations contenues dans ce livre ne peuvent pas remplacer un avis autorisé. Avant toute automédication, consultez un médecin ou un pharmacien qualifié.

# Avant-propos

Les protéines, c'est la vie ! En tout cas, nous en avons tous besoin pour vivre. Et, plus important encore, pour vivre en bonne santé.

Le problème – le véritable problème actuel – réside dans le fait qu'au sein de nos sociétés occidentales qui se targuent d'être modernes et développées, lorsque l'on pense « protéines », on songe tout de suite à la viande. Et donc aux protéines animales. Erreur ! Grossière erreur !

De fait, depuis la fin de la Deuxième Guerre mondiale, et sous l'influence des États-Unis qui ont imposé au Vieux Continent un plan Marshal tout à leur avantage, sous l'influence aussi d'un monde agricole et d'un secteur agroalimentaire qui se sont tous deux industrialisés à outrance (avec toutes les dérives et nuisances que l'on commence à connaître aujourd'hui), la viande – c'est-à-dire la consommation d'animaux morts – s'est imposée dans nos assiettes. S'est imposée de force, pourrait-on même dire sans risque d'exagérer.

Installés à la table familiale, plusieurs générations d'enfants ont malheureusement plus entendu leurs parents leur dire « Mange ta viande ! » que « Finis tes légumes ! ». Résultat : d'innombrables problèmes de santé qui, entre carences alimentaires et vitaminiques, excès de mauvais cholestérol, obésité, cancers, problèmes cardiovasculaires..., handicapent aujourd'hui la vie d'un très grand nombre d'adultes mal nourris dans leur enfance et engoncés dans d'exécrables habitudes alimentaires.

Malgré tout, pour de nombreuses familles françaises et occidentales, manger quotidiennement de la viande reste un concept qui semble habituel à défaut d'être naturel et bienfaisant. Le Français consommerait en moyenne plus ou moins 1,5 kg de viande chaque semaine, alors que les nutritionnistes préconisent une consommation de 500 gr par semaine. Ce qui est beaucoup. Ce qui est même beaucoup trop !

La démocratisation – parfois toute relative, il est vrai – du prix de la viande vendue au détail a d'ailleurs permis à la « bidoche », à la « barbaque », d'entrer dans tous les foyers, ou presque. Mais avec quelles dramatiques conséquences sur l'environnement, les ressources naturelles et la santé humaine !

Au niveau environnemental, tout d'abord... Il ne faut même pas être un écologiste pur et dur, ni un végétarien convaincu pour se rendre compte que les élevages intensifs d'animaux destinés à la boucherie (les bovins, les porcs...) sont non seulement une totale aberration et souvent un scandale sanitaire, mais surtout un véritable fléau écologique. Même la très sérieuse FAO (Organisation des Nations Unies pour l'alimentation et l'agriculture) reconnaît explicitement dans un rapport daté de 2006 déjà que « ... l'élevage est l'une des causes principales des problèmes d'environnement les plus pressants, à savoir le réchauffement de la planète, la dégradation des terres, la pollution de l'atmosphère et des eaux et la perte de biodiversité... ».

Et de continuer dans le même rapport : « ... 80 % de la croissance du secteur de l'élevage est le fait des systèmes industriels... L'élevage empiète sur les ressources naturelles limitées en terres et en eau... Le secteur de l'élevage est de loin le plus gros utilisateur anthropique de terres. Le pâturage occupe 26 % de la surface émergée de la terre, tandis que la production fourragère requiert environ un tiers de toutes les terres arables. L'expansion des parcours pour le bétail est un facteur clé de déboisement, en particulier en Amérique latine : quelques 70 % des terres boisées de l'Amazonie servent aujourd'hui de pâturages, et les cultures fourragères couvrent une grande partie du reste... ».

Et s'il n'y avait que ça ! Dans le même pertinent rapport de 2006 qui reste une véritable référence, la FAO déclarait encore que le secteur de l'élevage, essentiellement à l'échelle industrielle tel qu'il se pratique des deux côtés de l'Atlantique, joue un rôle majeur dans le changement climatique : « ... l'élevage est responsable de 18 % des émissions de gaz à effet de serre, soit plus que les transports ! Il représente 9 % des émissions anthropiques de dioxyde de carbone, dont l'essentiel est dû à l'expansion des pâturages et des terres arables pour les cultures fourragères, et engendre des émissions bien supérieures d'autres gaz ayant un potentiel de réchauffement de l'atmosphère : 37 % de méthane anthropique, pour la plupart provenant de la fermentation entérique des ruminants, et 65 % d'hémioxyde d'azote, découlant principalement du fumier... ».

Enfin, toujours au plan environnemental, les élevages d'animaux voués à la boucherie ont un impact négatif très important sur la consommation et la surconsommation d'une ressource précieuse entre toutes, la plus précieuse de toutes même : l'eau. La production animale « ... consomme plus de 8 % des utilisations humaines d'eau à l'échelle mondiale, essentiellement destinée à l'irrigation des cultures fourragères. Il est attesté que c'est la plus grande source sectorielle de polluants de l'eau – principalement déchets animaux, antibiotiques, hormones, produits chimiques des tanneries, engrais et pesticides utilisés pour les cultures fourragères et sédiments des pâturages érodés... ». D'autres chiffres solidement étayés confirment que pour produire un seul kilo de bœuf, il faut consommer au total plus de... 15.000 litres d'eau. Mais il n'en faut que 1.500 litres pour produire un kilo de céréales. Cherchez l'erreur...

Toutes ces nuisances écologiques et ces graves dangers sur l'environnement et la biodiversité (dans 306 des 825 écorégions terrestres identifiées par le WWF – Fonds Mondial pour la Nature, les animaux de ferme sont identifiés comme "une menace" pour cette précieuse et vitale biodiversité) seraient presque « anecdotiques » (si l'on ose ainsi dire) si la consommation souvent exagérée et abusive de viande, dans les pays occidentaux essentiellement, n'entraînait pas de graves problèmes de santé.

### Qu'est-ce qu'une consommation raisonnable de viande ?

De très nombreux spécialistes indépendants s'accordent à reconnaître que la consommation raisonnable de viande ne devrait en aucun cas atteindre ou dépasser 500 grammes... par semaine !

Prenons le cas spécifique de la viande rouge, très appréciée des amateurs du genre. Certes, elle est en principe relativement riche (en version bio, en tout cas) en protéines (animales), en acides aminés essentiels, en vitamines, en minéraux et en quelques autres micronutriments. Cependant, issue d'élevages industriels non bio, elle contient un trop grand nombre d'additifs ajoutés lors du traitement de la viande et des contaminants tels que, entre autres, des PCB (polychlorobiphényles), du cadmium, des résidus d'antibiotiques et des traces non négligeables d'hormones utilisés parfois à outrance dans la production animale industrielle. En outre, la cuisson de la viande rouge à haute température (que ce soit au grill, au barbecue ou à la poêle à frire) peut amener à la production de substances (les HAP – hydrocarbures aromatiques polycycliques et les AAH – amines aromatiques hétérocycliques) pouvant provoquer certains cancers. Une haute température de cuisson de la viande rouge produit également des « produits terminaux de glycation » qui sont, notamment, pro-inflammatoires.

La consommation trop régulière ou importante de viande a donc un impact négatif sur la santé. Il est désormais unanimement reconnu (sauf peut-être par les éleveurs et les industriels du secteur...) que le risque d'apparition de certains cancers (cancer du sein, du côlon, des intestins, du pancréas...) est très fortement augmenté chez les personnes consommant de grandes quantités de viande rouge et de viande transformée industriellement (viandes salées, fumées et traitées : charcuteries, saucisses, pâtés...).

D'une manière plus globale, comme le rappelle un article du Monde en date du 13 avril 2018, la « ... consommation de viande a des conséquences directes sur notre santé, à travers les modifications de métabolisme qu'elle engendre. Elle agit également indirectement sur notre santé, par le biais des pollutions locales et globales qu'elle provoque, mais aussi par l'antibiorésistance créée par l'élevage, à travers son utilisation massive des antibiotiques (plus de 80 % des antibiotiques utilisés en France le sont à destination de l'élevage), qui les rend inefficaces pour traiter les pathologies infectieuses humaines... ».

Le deuxième lien établi – et non des moindres ! – est l'augmentation sensible du risque de maladie cardiovasculaire. Selon une très sérieuse étude menée par l'Institut de médecine environnementale du Karolinska Institutet (Suède) dont les résultats ont été publiés en 2016, à raison de seulement 100 grammes par jour, les viandes rouges augmentent de 0 à 15 % la mortalité cardiovasculaire.

Consommer ces aliments après transformation industrielle – en saucisses, en charcuteries ou en lardons, par exemple – aggrave encore le bilan. Ces préparations ont un effet délétère dès cinquante grammes par jour.

### Certains États prennent les devants

Dans certains pays, de forts apports en viandes rouges sont associés à un régime peu diversifié, et donc pauvre. Certains États ont donc pris les devants. C'est le cas des pays nordiques. En 2012, ils ont émis des recommandations communes. Elles consistent à limiter les viandes rouges ou transformées à 500 gr maximum par semaine, avec aussi peu de viande transformée que possible.

Et pourtant ! Pourtant, dans notre assiette et notre alimentation quotidiennes, le déséquilibre entre les produits végétaux et les produits carnés reste toujours généralement énorme. Un phénomène qui, en outre, s'est encore aggravé du fait des pratiques révoltantes de l'agriculture intensive et industrielle (pudiquement qualifiée de « conventionnelle » ou de « raisonnée ») qui a délibérément visé à réduire la diversité variétale des végétaux et donc le libre choix des consommateurs.

Il suffit de regarder nos étals actuels pour s'en rendre compte. On ne découvre, par exemple, qu'une misérable poignée de variétés de tomates alors que l'on sait pertinemment qu'il en existe des milliers. Même chose en ce qui concerne les pommes de terre par exemple : il n'y a que quelques variétés disponibles dans les rayons alors qu'il existe des milliers de variétés de « patates ». Bien sûr, la variété et la diversité auxquelles le consommateur a légitimement droit ne font l'affaire ni des fermiers qui axent leurs productions sur la quantité plutôt que sur la qualité, ni de l'industrie agroalimentaire qui privilégie la très médiocre bouffe « low cost » et donc forcément « low quality ». Le résultat de ces pratiques pour le moins discutables, voire scandaleuses, est un appauvrissement anormal de notre approvisionnement et un déséquilibre nutritionnel dans les assiettes.

Il y a tout de même une bonne nouvelle dans ce contexte déprimant : alors que l'approvisionnement en produits frais diversifiés et de qualité ne cesse de s'appauvrir, l'évolution des connaissances en matière de nutrition et de diététique a permis de remettre en cause le modèle imposé depuis la fin de la Deuxième Guerre mondiale et la place réservée à la viande. Et même, dans une certaine mesure, celle dédiée au poisson, surtout au poisson d'élevage qui est rarement d'une qualité optimale voire simplement acceptable. Grâce à un nombre toujours croissant de consommateurs avisés soucieux de la qualité de leur alimentation et de la préservation de leur bonne santé, les légumes - y compris les légumes dits « oubliés » - et les légumineuses retrouvent une place importante et légitime qu'ils n'auraient jamais dû perdre.

Et du côté des protéines ? Aujourd'hui, on estime qu'environ 70 % des protéines sont d'origine animale ; la proportion la plus importante étant constatée dans les pays industrialisés. Des pays où, justement, le taux de maladies cardiovasculaires est particulièrement élevé.

Autre constatation irréfutable : entre protéines animales et protéines végétales, la balance est complètement déséquilibrée ! Il faut entre 8 et 10 kilos de céréales pour ne produire qu'un seul kilo de viande, mais cette quantité de céréales renferme beaucoup plus de protéines essentielles, facilement assimilables par l'organisme, que ce malheureux et dérisoire petit kilo de viande qui a tant coûté sur le plan environnemental. C'est clair : pour nombre de professionnels de santé, de spécialistes de la diététique et de consommateurs avisés, la viande a bel et bien perdu des lettres de noblesse qu'elle n'a d'ailleurs jamais pleinement mérité.

Cela dit, ce ne sont pas tant les protéines animales qui sont à mettre en cause que toutes les substances – parfois très indésirables et dangereuses pour la santé – qui les accompagnent. Surtout lorsque l'on évoque les élevages intensifs et industriels. Dans la plupart des produits carnés, mais aussi dans le poisson (quoiqu'en moins grande quantité), les protéines sont étroitement associées à des matières grasses. Certes, certaines d'entre elles sont plutôt bénéfiques et nous veulent malgré tout du bien, mais nombre d'entre elles portent préjudice à notre organisme.

Aujourd'hui, cependant, une chose est sûre : pour rester en bonne santé, la priorité doit sans le moindre doute possible être accordée aux protéines végétales. Mais que les carnivores impénitents se rassurent ! S'il est essentiel de limiter la consommation quotidienne de viande et de viande transformée, il n'est pas pour autant question de devenir végétarien du jour au lendemain. Il est tout à fait possible de combiner la consommation de protéines animales et de protéines végétales, à condition de privilégier ces dernières.

Bonne nouvelle encore : les sources de protéines végétales sont nombreuses, diversifiées et délicieusement gourmandes. On en trouve des proportions très intéressantes dans nombre de légumineuses (les pois, les lentilles, les haricots...), dans les graines et les fruits secs oléagineux (les noix, les graines de courge...) ainsi que dans les céréales telles que le blé ou le maïs.

L'objectif de cet ouvrage est de vous faire découvrir l'univers parfois insoupçonné des protéines végétales, de vous faire connaître tous leurs bienfaits et – sur un plan plus gourmand – de vous proposer des dizaines de succulentes recettes « maison » faisant la part belle à ces indispensables protéines qui nous font tant de bien.

# SOMMAIRE

# LES RECETTES À BASE DE PROTÉINES VÉGÉTALES 66

# Des protéines végétales aux acides aminés

Que l'on soit un farouche adepte du végétarisme ou un omnivore, peu importe, finalement : nous avons tous besoin des protéines pour vivre, et surtout pour vivre en bonne santé.

## Entre omnivores, flexitariens et végétariens

La majorité des Françaises et des Français restent encore, pour le moment, omnivores, accordant une importance essentielle – voire une trop grande importance – à la consommation de viande et de poisson.

Cependant, depuis quelques années, deux grandes tendances de fond se dessinent, qui recueillent les suffrages d'un public toujours plus nombreux. Ce qui, sans la moindre hésitation, est une excellente nouvelle !

D'une part, il y a de plus en plus de flexitariens. Un terme, parfois encore peu connu du grand public, qui désigne ceux qui réduisent leur consommation de protéines animales (issues de la viande, du poisson, des œufs et des laitages). Selon une étude Kantar Worldpanel portant sur un échantillon représentatif de consommateurs (20.000 ménages), dévoilée le mercredi 29 novembre 2017, le nombre de flexitariens est en forte augmentation en France : il est passé de 25 % de la population en 2015 à 34 % en 2017. Et la tendance ne cesse de se confirmer.

Ensuite, il y a les végétariens qui bannissent viandes et poissons de leur alimentation. Même si le nombre absolu de végétariens reste encore très modéré, force est de constater qu'il est pourtant en nette progression, toujours selon la même étude : s'ils ne représentaient pas plus de 1,5 % de la population en 2015, ils représentent près de 2 % aujourd'hui (les végétariens proscrivant tout produit animal tournant aux alentours de 0,5 %).

D'une manière générale, on peut affirmer que les consommateurs qui ont le réflexe de réduire leur consommation de protéines animales se situent majoritairement dans les « + de 50 ans » et dans les couches aisées et éduquées de la population. Mais – autre bonne nouvelle ! – cette tendance se rajeunit et s'élargit d'année en année.

## Les trois groupes de nutriments indispensables

Il existe trois grands groupes de nutriments essentiels à la vie. Des nutriments à partir desquels l'organisme peut se construire, se renouveler et tirer son énergie. Ces trois groupes sont les glucides, que l'on connaît plus communément sous le nom de « sucres », les lipides (ou « matières grasses ») et les protéines aux fonctions tout à fait essentielles.

Le principal rôle des **glucides** est de fournir de l'énergie aux cellules du corps humain (1gr de glucides fournit 4 calories). Lorsque nous les mangeons, ils se transforment plus ou moins rapidement en glucose, qui est le carburant de certaines cellules du corps.

Même s'ils sont pointés du doigt depuis de nombreuses années, **les lipides** ou graisses alimentaires sont essentiels à une bonne santé. Ils fournissent au corps humain des acides gras « essentiels » qui ne peuvent pas être synthétisés par l'organisme. Les lipides sont une source d'énergie importante pour le corps humain.

**Les protéines** sont les principales composantes des structures de toutes les cellules du corps humain. Ce sont des chaînes d'acides aminés qui peuvent entrer dans la composition des muscles, de la peau, des ongles, des poils, du sang... Elles sont également à la base de nombreuses hormones, d'enzymes et d'anticorps et sont nécessaires à la croissance, à la réparation et à la défense des tissus du corps humain.

## Les deux rôles essentiels des protéines

Ces fameuses protéines jouent principalement deux rôles tout-à-fait primordiaux.

• Elles ont un rôle structural en ce sens qu'elles participent activement au renouvellement des tissus musculaires et des phanères (c'est-à-dire les ongles, les cheveux et les poils). Elles participent aussi au renouvellement de la peau et de la matrice osseuse.

• Elles prennent part à de fort nombreux processus physiologiques, notamment sous la forme d'enzymes digestives, d'hormones, d'hémoglobine, d'anticorps (immunoglobulines). On parle ici de fonction métabolique des protéines.

Par ailleurs, elles constituent la seule et unique source d'azote de l'organisme.

### Entre carences et excès

Certaines formes d'alimentation déséquilibrées, incomplètes ou restrictives (certains régimes) peuvent entraîner des carences protéiniques et donc des troubles directement liés à cette carence.

On évoque ici de la fatigue, mais aussi la chute des cheveux, un déséquilibre psychique, des ongles cassants et l'apparition de maladies infectieuses (causée par une plus grande fragilité immunitaire).

À l'inverse, une surconsommation de protéines (animales ou végétales) peut engendrer divers problèmes tels qu'une production d'urée et d'acide urique susceptibles de surcharger les reins incapables de tout éliminer.

Dès lors, les déchets ont tendance à s'accumuler dans le sang, provoquant une sorte de « fatigue » généralisée de l'organisme. Par ailleurs, un excès protéinique peut aussi causer une prise de masse graisseuse.

## Les deux sources alimentaires de protéines

Les protéines issues de l'alimentation proviennent de deux grandes sources : elles sont soit d'origine animale, soit d'origine végétale.

Les protéines animales sont, dans nos pays occidentaux et pour la plupart des consommateurs, majoritaires dans l'alimentation. Pour l'essentiel, elles proviennent de la viande, du poisson, des œufs et du lait. Leur principal attrait réside dans le fait qu'elles sont assez riches en acides aminés indispensables. Généralement, elles sont même plus riches que les protéines végétales. Mais leur principal handicap est qu'elles sont « entourées » de matières grasses qui ne sont pas forcément bonnes pour l'organisme, loin de là. Mais aussi d'autres ingrédients et de nombreux additifs douteux ou dangereux (dans le cas des viandes transformées : charcuteries industrielles...) qui ne nous veulent pas vraiment du bien.

De leur côté, les protéines végétales proviennent des légumineuses et de leurs dérivés (tels que le tofu), des céréales, des graines et des fruits secs. Elles sont souvent présentes de manière naturelle dans les aliments concernés (à plus forte raison s'ils sont de qualité biologique), mais peuvent dans certains cas être ajoutées pour répondre à des impératifs nutritionnels (dans le cas, par exemple, de l'alimentation spécifiquement destinée aux personnes âgées) ou à d'autres impératifs plus techniques (en utilisant, par exemple, le pouvoir gélifiant du blanc d'œuf). Il est important de souligner le fait que, pour arriver à une alimentation correctement équilibrée en acides aminés au départ de protéines végétales, il est nécessaire de diversifier les végétaux. Par exemple : des graines de légumineuses avec des céréales.

## Quel apport protéinique quotidien ?

Comme les données disponibles en la matière restent encore relativement rares et parcellaires, il est parfois difficile de déterminer l'apport nutritionnel quotidien optimal, ainsi que la limite protéinique supérieure.

Cependant, l'Agence nationale de sécurité sanitaire de l'alimentation, de l'environnement et du travail (Anses) conseille, pour les personnes adultes en bonne santé, un apport protéinique quotidien de 0,83 gr par kilo corporel. Dans tous les cas, l'apport en protéines doit être régulier. À noter aussi que les femmes enceintes, les sportifs ayant une activité physique et musculaire plus intensive que la moyenne et les adolescents durant la période de croissance ont des besoins spécifiques.

En ce qui concerne la limite supérieure de sécurité de l'apport protéinique, les estimations sont un peu plus floues. Elle se situerait entre 10 et 27 % de l'apport énergétique quotidien, soit entre 0,83 et 2,2 gr par kilo corporel. Du moins pour les individus adultes, en bonne santé et de moins de 60 ans.

## Des assemblages d'acides aminés

On a évoqué ci-dessus les acides aminés. Protéines et acides aminés sont indissociables.

Les protéines ne sont rien d'autres que des assemblages d'acides aminés. Ceux-ci sont au nombre de vingt-et-un, chaque acide aminé possédant un nom spécifique, une formule bien précise ainsi qu'un rôle déterminé. Parmi ces acides aminés, huit sont encore plus importants que les autres et sont qualifiés d' « acides aminés essentiels ». Leur principale caractéristique est de ne pas pouvoir être synthétisés par l'organisme et, par voie de conséquence, de devoir impérativement être apportés par une bonne alimentation correctement équilibrée. Ces huit acides aminés essentiels sont, par ordre alphabétique : l'isoleucine, la leucine, la lysine, la méthionine, la phénylalanine, la thréonine, le tryptophane et la valine.

Ces acides aminés essentiels sont présents aussi bien dans les animaux que dans les végétaux, mais pas nécessairement de la même manière. S'ils sont tous présents dans les protéines d'origine animale, certains d'entre eux manquent dans les protéines végétales. Ce qui, en réalité, ne pose pas un véritable problème : ceux qui sont absents dans les céréales peuvent être présents dans les légumineuses, par exemple. D'où l'importance d'associer harmonieusement les sources de protéines végétales et donc d'acides aminés.

Il est important de mentionner le fait que la diversité des protéines dépend de leur composition en acides aminés. Et leur efficacité de la proportion d'acides aminés essentiels qu'elles sont capables de fournir à l'organisme.

## Acide aminé : définition et rôle

Si les protéines sont des assemblages d'acides aminés, un acide aminé (qu'il soit qualifié d'essentiel ou pas) est également un assemblage. Un assemblage d'oxygène, d'azote, d'hydrogène et de carbone. Ces composants sont assemblés de différentes façons, ce qui permet d'obtenir un total de plus de cinq cents familles d'acides aminés différents.

En mangeant un aliment protéiné, qu'il soit d'origine animale ou végétale, le corps commence à le décomposer. Pendant le processus de digestion, les protéines sont peu à peu réduites à de petites unités assimilables par l'organisme : ce sont les acides aminés. Lorsqu'ils arrivent dans le duodénum (ou intestin grêle), les acides aminés traversent la paroi intestinale pour passer dans le sang. Ils deviennent ainsi disponibles pour les divers tissus (peau, muscles, glandes...) qui les combineront en fonction de leurs besoins particuliers. À chaque fois, la sélection d'acides aminés est différente car les fonctions de l'organisme exigent différentes compositions de tel ou tel acide aminé.

### Tout est une question de digestibilité

On estime généralement qu'une protéine est d'autant plus digestible que ses acides aminés peuvent facilement passer dans le sang. Il y a toutefois moyen de moduler la digestibilité des protéines grâce à certaines astuces, comme les modes de préparation des aliments ou grâce à certaines associations alimentaires bénéfiques.

## Carte d'identité des acides aminés essentiels

Chaque acide aminé (essentiel ou non) possède des caractéristiques et des fonctions précises.

1. **La leucine,** proche alliée de l'isoleucine (voir ci-dessous), intervient dans la régénération musculaire, la cicatrisation et la production d'énergie. Elle stimule efficacement le renouvellement des cellules musculaires et est très importante pour les personnes âgées dont la masse musculaire a tendance à diminuer avec l'âge. Elle intervient aussi dans la gestion de la glycémie et participe à l'équilibre du taux de sucre dans le sang. La leucine, dont les besoins journaliers avoisinent 1.000 mg, se trouve entre autres dans le soja et les légumineuses telles que les pois chiches, les haricots...

2. **L'isoleucine** est un acide aminé essentiel qui intervient surtout dans la production d'énergie, et essentiellement au niveau des muscles (dont le cœur). L'isoleucine leur permet de se renouveler (via le remplacement naturel des cellules trop vieilles ou endommagées) ou d'accroître leur masse (pour faire du sport, par exemple). Une carence peut entraîner de l'irritabilité, de la déprime... L'isoleucine, dont les besoins journaliers avoisinent 700 mg, se trouve entre autres dans les fèves, les lentilles, les pois chiches, le blé complet, les noix, le riz complet, les amandes...

3. **La valine** est aussi fort importante, intervenant tant au niveau de la puissance que de la régénération musculaire. Elle joue aussi un rôle dans le processus de cicatrisation, dans la production de plusieurs neurohormones et dans la régulation de la glycémie. Autre fonction intéressante : la valine aide au nettoyage du foie. La valine, dont les besoins journaliers avoisinent 800 mg, se trouve entre autres dans les graines oléagineuses telles que le sésame ou le tournesol, le soja...

4. **La méthionine** se caractérise surtout par son exceptionnelle fonction « détox ». Elle est capable de produire ce que les spécialistes appellent parfois des « jonctions moléculaires » qui accélèrent l'élimination de substances indésirables (notamment les métaux lourds, hautement toxiques). La méthionine aide aussi

à la régénération des cartilages (une fonction intéressante dans le cadre de la prévention de l'arthrose), au renouvellement des cellules musculaires, au renforcement des cheveux et des ongles. Cet acide aminé aide encore à faire baisser le niveau d'histamine (impliquée dans de nombreuses réactions allergiques) dans l'organisme. La méthionine, dont les besoins journaliers avoisinent 1.100 mg, se trouve entre autres dans le soja, les graines oléagineuses (tournesol...), les germes de blé, les lentilles, les pois chiches...

5. **La thréonine** dont la principale fonction est de participer activement à la production de collagène pour conserver une jolie peau et bénéficier de solides tissus articulaires. La thréonine est aussi fort active au niveau des intestins. Une fois dans l'intestin grêle, elle passe dans le sang et est distribuée dans l'ensemble de l'organisme. Mais le duodénum en garde une bonne partie (un peu plus de 50 %) : cela l'aide à sécréter le mucus qui protège sa paroi. Enfin, cet acide aminé est aussi essentiel à la qualité de nos défenses anti-infectieuses. La thréonine, dont les besoins journaliers avoisinent 500 mg, se trouve entre autres dans les fèves, les germes de blé...

6. **La phénylalanine** a la particularité d'intervenir dans de nombreuses fonctions variées. Elle est importante dans le cadre du processus de production de

l'insuline (elle participe donc à la prévention naturelle du diabète), a une action au plan psychique et émotionnel (intervenant dans les processus de vigilance, d'équilibre de l'humeur, de la vivacité intellectuelle...), s'impose comme antidouleur naturel, joue encore un rôle dans le tonus physique et la régénération musculaire. Que les inconditionnels d'une « belle ligne » sachent aussi que la phénylalanine est parfois qualifiée d' « acide aminé minceur » : elle stimule la glande thyroïde (dont le mauvais fonctionnement et le ralentissement peuvent produire un stockage graisseux) et inhibe l'appétit (elle favorise la production de substances qui envoient un message de satiété au cerveau). La phénylalanine, dont les besoins journaliers avoisinent 1.100 mg, se trouve entre autres dans les graines oléagineuses (tournesol...), les germes de blé, le pain complet...

7. **La lysine** a une sphère d'action préférentielle : la peau. La lysine produit du collagène qui garantit la souplesse et l'élasticité de la peau. Elle permet donc de ralentir naturellement les effets de l'âge sur l'épiderme. D'ailleurs, on recommande fréquemment de consommer régulièrement des aliments riches en lysine afin de prévenir l'apparition ou le développement des rides. D'autre part, cet acide aminé favorise aussi une bonne assimilation du calcium osseux et améliore les défenses naturelles de l'organisme contre

les microbes. La lysine, dont les besoins journaliers avoisinent 800 mg, se trouve entre autres dans de nombreux aliments lactofermentés (tels que la choucroute, notamment), dans les algues et micro-algues (comme la spiruline)...

**8. Le tryptophane**, quant à lui, a une action non négligeable sur le cerveau. Il produit la sérotonine qui est un neurotransmetteur de la bonne humeur et de la détente. En ce sens, le tryptophane assure la stabilité psycho-émotionnelle et celle de notre sommeil. D'autre part, cet acide aminé est également impliqué dans le processus des maux de tête : dès que l'on manque de tryptophane, les céphalées deviennent automatiquement plus intenses, mais aussi plus régulières. Enfin, il est intéressant de signaler que le tryptophane intervient encore dans l'assimilation de certains micronutriments, dont le zinc. Le tryptophane, dont les besoins journaliers avoisinent 250 mg, se trouve entre autres dans l'aubergine, la banane, la noix de coco, la tomate, les amandes, le riz...

## Des protéines animales aux protéines végétales

Tous les acides aminés essentiels décrits ci-dessus, acides aminés dont notre organisme a un besoin impératif pour être « en forme », se retrouvent dans les produits d'origine animale tels que la viande, les œufs ou le poisson. Alors que quasiment aucun produit d'origine végétale (à quelques nuances près, tout de même) n'en contient. Dès lors, une question logique et pertinente peut se poser : pourquoi privilégier les protéines d'origine végétale ?

La réponse est assez simple et se trouve dans la composition globale des aliments. Explication... Un produit animal tel que la viande fournit – en plus des protéines – des oligo-éléments et un peu de vitamines, mais aussi son lot de matières grasses (qui peut atteindre le quart de la masse globale de viande) composées de « mauvais » acides gras saturés favorisant les excès de cholestérol et l'obstruction des artères. D'autre part, la consommation d'aliments carnés produit énormément de déchets (sous forme d'urée, notamment) néfastes lorsqu'ils sont en quantité trop élevée.

Enfin la viande est un aliment acidifiant, capable de bousculer l'équilibre acido-basique de l'organisme, entraînant son lot de pathologies tour à tour dérangeantes ou plus graves : prise de poids, vieillissement généralisé accéléré, fatigue...

Certains se détournent donc de la viande au profit du poisson : ce n'est pas trop mal comme réflexe en ce sens où le poisson sauvage (ne parlons même pas des poissons d'élevage !) présente un bilan général un tout petit peu moins négatif (sauf en ce qui concerne le côté acidifiant qui est similaire à celui de la viande), mais cela reste loin, très loin même, d'être acceptable et bénéfique pour l'organisme.

Par contre, les protéines végétales cohabitent souvent, non pas avec des matières grasses plus ou moins mauvaises pour l'organisme, mais avec des fibres (qui ne sont pas présentes dans la viande) qui jouent un rôle prépondérant dans le processus du transit intestinal, dans la régulation du taux de cholestérol, dans celle de la glycémie (taux de sucre dans le sang) et dans le juste équilibre de la flore bactérienne du tube digestif.

Par ailleurs, les aliments d'origine végétale, généralement fort pauvres en (mauvaises) matières grasses, renferment aussi des quantités souvent fort intéressantes (et bénéfiques !) et largement diversifiées d'oligo-éléments, de vitamines et de minéraux que l'on ne trouve que de manière quasiment anecdotique dans les produits d'origine animale.

Sans oublier encore que les produits végétaux nous fournissent des quantités tout aussi intéressantes d'antioxydants qui assurent la protection des cellules contre le vieillissement.

Lorsque l'on se rend compte de la différence entre les aliments d'origine animale et ceux d'origine végétale, lorsque l'on voit de quel côté positif penche indéniablement la balance, le choix est logique, évident et, en un mot, vite fait.

Sans nécessairement supprimer totalement tous les produits d'origine animale, mais en en limitant fortement la consommation (voire la surconsommation), la préférence doit évidemment être accordée aux produits d'origine végétale et, donc, aux protéines végétales. Juste pour faire du bien, beaucoup de bien à l'organisme. Tant sur le plan physique qu'au niveau psychologique.

# Les dix meilleures raisons de privilégier les protéines végétales

On a vu dans les pages précédentes que, d'une manière globale, les protéines végétales sont à privilégier. En résumé, on peut affirmer qu'elles sont plus bénéfiques à l'organisme que les protéines d'origine animale. Mais dans le détail ? Quelles sont les meilleures raisons – 100 % objectives ou un peu plus subjectives – de privilégier les protéines végétales ?

## Privilégier un véritable « régime-santé »

Chaque année un peu avant l'été, c'est la même chose ! Que ce soit sur Internet ou en version papier, les médias nous infligent leurs fabuleux régimes. Miraculeux pour doper les chiffres de vente, mais jamais efficaces pour perdre durablement quelques kilos superflus. Et la majorité de ces régimes ne se concentrent pas sur le plus important : la santé. Pourtant, il existe plusieurs modes d'alimentation ( parfois appelés « régimes » aussi, mais sans le côté frustrant, voire inutile) qui ont depuis longtemps fait la preuve de leur efficacité : le régime méditerranéen, le régime crétois, le régime Okinawa... Surprise : tous ces véritables régimes-santé font la part belle aux végétaux et réduisent drastiquement la consommation de viande et de poisson. Ces régimes qui, en caricaturant quelque peu, font des centenaires en bonne santé, sont basés sur la consommation de produits végétaux et, donc, de protéines végétales. Astuce : il ne faut pas attendre d'atteindre un âge réputé vénérable pour s'y mettre. Toutes les études démontrent que c'est dès la vingtaine que l'on construit et consolide son « patrimoine santé » pour les années à venir. Bref, plus tôt on privilégie les produits végétaux et leurs protéines, mieux on se porte !

## Atteindre un confort digestif sans égal

Vous privilégiez les protéines végétales ? Dites adieu aux brûlures d'estomacs, aux peu gracieux renvois, aux ballonnements et autres lourdeurs d'estomac. Et même à la constipation ou, à l'opposé, à la diarrhée. Atteignez un véritable confort digestif, impossible à atteindre en se focalisant surtout sur les produits animaux et les protéines animales. Une seule condition, toutefois, mais d'importance : il est déconseillé de passer trop brusquement d'une alimentation « animale » à une alimentation « végétale ». L'organisme ne supporte jamais les chocs et il est vivement conseillé de procéder au changement d'alimentation en douceur. L'organisme doit pouvoir s'adapter à cette nouvelle alimentation à son rythme. Il a une réaction ? Pas d'inquiétude ! Surtout, ne renoncez pas à votre changement (votre amélioration !) alimentaire. Si votre organisme réagit à ce changement, c'est qu'il était vraiment en manque de produits d'origine végétale !

## Privilégier la bonne humeur et un moral « au top »

Si les circonstances de la vie et, plus encore !, la manière de les aborder (pensée positive avant tout !) sont importantes pour conserver un bon moral et une excellente humeur, le contenu de l'assiette quotidienne l'est tout autant. Explication : les acides aminés sont indispensables à la production de neurohormones cérébrales. Hormones fournies par une alimentation végétale.

Le cerveau bénéficie en outre de quantité de phytonutriments bénéfiques (des oligoéléments, des minéraux, des vitamines...) que n'est pas capable de fournir un régime carné ou « animal ». Associés, les neurohormones, les vitamines, les antioxydants, les minéraux... fournis par une alimentation d'origine végétale sont tout bénéfice pour le cerveau, pour l'humeur (du moins la bonne humeur) et le moral. Un bon équilibre psychique et émotionnel passe donc aussi par une alimentation à base de produits d'origine végétale.

## Faire le plein d'énergie

Une consommation suffisante de protéines est indispensable au tonus musculaire et à la « bonne forme » psychique. Privilégier les protéines d'origine végétale permet d'éviter de tomber dans tous les traquenards tendus par les protéines animales, dont des repas souvent fort difficiles à digérer. Du coup, l'organisme ne gâche plus son énergie à tenter d'assimiler des repas beaucoup trop lourds, mais peut mieux se consacrer au tonus psychique et musculaire.

## Diminuer le risque de développer certains cancers

De nombreux éléments peuvent provoquer l'émergence des cancers : la pollution environnementale (agricole, nucléaire, industrielle…), de nombreux produits cosmétiques et d'hygiène corporelle industriels, des substances nocives utilisées dans d'innombrables produits ménagers industriels (assainisseurs d'air, produits d'entretien…)… et tant d'autres encore. Malheureusement…

Cependant, tout le monde s'accorde aussi à reconnaître l'importance de l'alimentation. La nourriture industrielle « low cost » que l'on trouve à foison dans toutes les grandes surfaces, lourdement chargée en additifs toxiques et autres substances pour le moins douteuses, joue aussi un rôle prépondérant.

A contrario, la consommation régulière de produits d'origine végétale, et de protéines végétales, aide à prévenir l'apparition ou le développement de nombreux cancers. Notamment (mais pas exclusivement) tous ceux qui concernent le système digestif.

## Favoriser le sentiment de satiété

Grâce aux protéines - toutes les protéines -, le sentiment de satiété est relativement durable. Cependant, les protéines végétales possèdent un avantage non négligeable par rapport à celles d'origine animale : elles sont complétées par des fibres qui, en se « gorgeant » du liquide environnant, développent une sorte de « boule » dans l'estomac. D'où un effet coupe-faim particulièrement efficace et de longue durée.

En conclusion, on peut dire que les protéines végétales permettent d'atteindre un véritable sentiment de satiété tout en ayant un apport calorique moindre que celui des protéines animales.

## Privilégier les fibres

Qu'elles soient solubles ou insolubles, les fibres sont essentielles à notre organisme et ne se trouvent que dans les aliments végétaux, et plus particulièrement dans les céréales complètes (pas les céréales industrielles trop souvent servies en guise de petit-déjeuner !), dans les fruits oléagineux (tels que les amandes ou les noix) et dans les légumineuses (dont les pois chiches ou les lentilles). Les personnes qui ne consomment pas régulièrement, voire quotidiennement, ce genre de produits sont la plupart du temps en manque flagrant de fibres, sachant qu'il nous en faut en moyenne 30 grammes par jour.

Les fibres solubles (que l'on trouve surtout dans les légumineuses) ont une action bénéfique sur l'intestin, sont réputées anti-diabète et anticholestérol. Cerise sur un gâteau (végétal, bien sûr) déjà gourmand : elles ont aussi la réputation d'être « anti-kilos superflus ».

Par ailleurs, elles exercent également une influence modératrice sur les hormones et aident à prévenir l'apparition de certains cancers, dont ceux de la prostate et du sein.

Les fibres insolubles apaisent le sentiment de faim et facilitent le transit. Présentes surtout dans les céréales complètes, elles agissent en collaboration avec les fibres solubles pour le plus grand bien de la flore intestinale. Elles contribuent à prévenir le risque de cancer du côlon.

## Privilégier une cuisine facile et savoureuse

Bien sûr, il est toujours possible de réaliser des recettes très élaborées et tout aussi sophistiquées dignes des meilleures tables gastronomiques.

Mais, à l'inverse, il n'est vraiment pas nécessaire d'avoir fait ses armes auprès des chefs les plus réputés pour cuisiner les produits végétaux. Après tout, tout le monde est capable d'ouvrir un bocal de lentilles. Ou de verser un filet d'huile d'olive. Voire même de ciseler quelques herbes aromatiques fraîches et odorantes.

Cuisiner les denrées végétales, pour profiter au maximum des bienfaits des protéines végétales, peut être aussi facile que ça. Il n'est même pas toujours besoin de s'installer face à la cuisinière et de se lancer dans l'une ou l'autre cuisson. Et même dans ce cas ! Il y a tellement de recettes simples et rapides, que le degré de difficulté d'une recette ou le manque de temps ne peuvent en aucun cas devenir des prétextes pour ne pas cuisiner végétal.

Ce serait d'ailleurs d'autant plus regrettable que cette cuisine végétale est particulièrement haute en saveurs et se positionne sans conteste comme un régal pour les papilles.

Même si celles-ci ont été préalablement « déformées » par un régime omnivore faisant la part belle aux produits carnés et aux protéines animales.

Force est de constater que l'immense majorité des consommateurs qui testent la cuisine végétale se laissent d'autant plus facilement prendre au jeu qu'ils y trouvent un véritable – et parfois surprenant – plaisir gustatif. Ils découvrent des saveurs insoupçonnées et, la plupart du temps, inconnues. Ils élargissent et enrichissent donc ainsi leur palette gustative pour des plaisirs de table encore plus grands.

## Faire de vraies économies

Même s'il est généralement admis que la viande s'est « démocratisée » au fil du temps, même si certains grands discounters proposent parfois de la viande à des prix dits « imbattables » (encore faudrait-il se pencher sérieusement sur le niveau qualitatif de la viande ainsi proposée !), cuisiner végétal revient aujourd'hui nettement moins cher que de conserver ses (mauvaises) habitudes alimentaires privilégiant les viandes et les poissons, notamment.

Les chiffres sont là, irréfutables : une ration quotidienne de bonnes protéines végétales bénéfiques à la santé et à l'organisme revient, grosso modo, à 1,30 euros par jour. Soit beaucoup moins (environ 50 % de moins) que le prix d'une ration quotidienne de viande de qualité.

Non seulement cuisiner végétal est intéressant sur le plan gustatif, incomparable sur le plan de la santé et très novateur, mais c'est en outre particulièrement économique. Ce qui, par les temps qui courent, n'est pas à négliger non plus.

## Préserver l'environnement et protéger notre planète

Ce n'est plus un secret pour personne. Seuls, bien entendu, le secteur agroalimentaire industriel et les exploitants agricoles qui se sont concentrés sur les animaux destinés à la boucherie, à une échelle plus ou moins industrielle, tentent encore de minimiser les faits. Sans plus convaincre personne, d'ailleurs.

Aujourd'hui, il ne faut même pas être un scientifique spécialisé ou un écologiste dans l'âme pour se rendre compte et déplorer le fait que les élevages d'animaux de boucherie (volailles, bovins, porcs...) représentent toujours une véritable catastrophe sanitaire, environnementale et écologique.

Notamment à cause de ces exploitations, c'est tout l'équilibre naturel mondial qui est en péril. Déforestation, gaspillage des ressources en eau, diminution des surfaces destinées aux cultures au profit des pâturages pour les animaux de boucherie, augmentation affolante des gaz à effet de serre... ne sont que quelques-unes des scandaleuses nuisances imposées par ce secteur qui est loin d'être vital.

# Les dix meilleures sources de protéines végétales

N'hésitons surtout pas à nous lancer dans une belle lapalissade : c'est dans les végétaux que l'on trouve les protéines végétales ! On en trouve dans certains légumes, mais essentiellement dans les fruits secs oléagineux, les légumineuses, les céréales et les graines. Les légumes devant alors être plutôt considérés comme d'intéressants compléments et les autres produits cités comme des sources principales à privilégier.

Il est quasiment impossible de passer en revue tous les aliments végétaux contenant des quantités intéressantes de protéines végétales. Il est cependant possible d'établir une sorte de « Top 10 » intégrant les sources végétales absolument incontournables.

## L'amande

Dès la fin de l'été, on commence à trouver des amandes fraîches sur les étals des marchés. À moins de préférer les amandes séchées. Peu importe, finalement : dans les deux cas, l'amande contient des proportions intéressantes de magnésium (une trentaine d'amandes de qualité bio couvrent le quart des besoins journaliers), d'acides gras insaturés (qui équilibrent le taux de cholestérol et contribuent à protéger le système cardiovasculaire) et des protéines végétales (à peu près 20 gr par 100 gr de produit).

Autre attrait-santé non négligeable de l'amande : considérée comme un excellent produit de prévention naturelle du diabète, elle est encore relativement riche en composés « anticholestérol » qui ont aussi un impact bénéfique sur la santé.

Grâce au magnésium évoqué ci-dessus, l'amande contribue à diminuer les spasmes de douleur (notamment au cours de la période menstruelle), est globalement bénéfique au système nerveux et a un effet positif en cas de dépression (car elle agit comme un tranquillisant naturel).

Réputée pour renforcer les facultés cognitives (notamment chez les personnes âgées, et en prévention de la maladie d'Alzheimer), elle a aussi la réputation de prévenir l'apparition de certains cancers (dont celui du côlon).

Le seul « reproche » que l'on peut lui faire est peut-être d'être quelque peu calorique. Mais qu'importe : il est rare que l'on en mange d'énormes quantités à la fois. À condition de se méfier de la présence, plus ou moins dissimulée, d'amandes dans les produits alimentaires industriels. Présence qui pourrait faire exploser votre consommation.

## L'avoine

Parfois aussi surnommée « avoine byzantine », cette céréale connaît depuis quelques années un légitime regain d'intérêt. D'une manière générale, on peut sans conteste dire que les produits céréaliers sont d'une importance essentielle dans le cadre d'une saine alimentation, à condition bien entendu d'être de qualité biologique.

À titre d'exemple, on peut mentionner le fait que « Santé Canada » estime qu'il faut accorder « ...la plus grande part de l'alimentation aux céréales, pains et autres produits céréaliers, ainsi qu'aux légumes et aux fruits... ».

En outre, diverses études épidémiologiques ont démontré de manière très claire que la consommation de grains entiers est reliée à un amoindrissement des risques de maladies cardiovasculaires, de certains cancers, d'obésité et de diabète. Ces effets, pour le moins bénéfiques, sont dus à la synergie entre les composés contenus dans les produits céréaliers à grains entiers : antioxydants, fibres, minéraux, vitamines... Une précision importante : comme la plupart de ces composés se trouvent dans le son et le germe, il est conseillé de consommer des céréales entières. Les céréales raffinées (comme celles utilisées par les grandes marques qui s'imposent au petit déjeuner) n'ayant pas vraiment – mais on s'en doutait – d'intérêt et d'utilité.

De manière plus spécifique, l'avoine est une céréale entière, excellente source de sucres à faible indice glycémique, de lipides (avec pas moins de 7 % de bons acides gras), de fibres (solubles et insolubles), de vitamines, de minéraux et de protéines (à raison d'environ 15 à 18 gr par 100 gr de produit). La protéine d'avoine est d'ailleurs considérée comme étant de bonne qualité puisqu'elle renferme plusieurs acides aminés essentiels.

Dans le commerce, l'avoine se retrouve sous différentes formes plus ou moins attrayantes et intéressantes : les flocons (qui ne sont rien d'autres que des grains décortiqués, chauffés et laminés), le son (l'enveloppe de la farine, plus riche en fibres qu'en protéines) ou la farine (qui s'utilise comme n'importe quelle autre farine, tout en convenant particulièrement bien pour la confection de gâteaux et de certains entremets). Les protéines se trouvent surtout dans la farine et dans les flocons d'avoine, un peu moins dans le son.

## Les algues et les micro-algues

Sauf peut-être dans certaines microrégions très ciblées ainsi que dans quelques maisons de bouche spécialisées, les algues et les micro-algues ne font pas encore vraiment partie de notre alimentation quotidienne. Contrairement à d'autres pays plus exotiques, tels que le Japon par exemple. C'est dommage !

Car outre le fait qu'elles permettent de découvrir de nouvelles et très intéressantes palettes gustatives, en plus du fait qu'elles permettent aussi de réaliser de superbes recettes gourmandes hautes en saveurs, les algues et les micro-algues sont particulièrement riches en protéines végétales bénéfiques à notre organisme.

Mais pas seulement ! Elles sont également d'une grande richesse en vitamines, en fibres et en minéraux. Bref, ce sont de vrais aliments-santé, à privilégier de qualité biologique comme il se doit.

Dans les commerces bien achalandés (des boutiques bio, des magasins dédiés aux produits diététiques...), il est possible de trouver un grand nombre d'algues différentes qui présentent toutes des caractéristiques spécifiques.

Elles sont tour à tour d'eau douce ou d'eau de mer. Elles sont grandes (à l'instar du wakamé) ou vraiment d'une taille plutôt microscopique (comme la célèbre spiruline).

Elles sont proposées fraîches, en bocaux, séchées ou conservées au sel (dans ce dernier cas, il est impératif de les rincer généreusement avant de les utiliser en cuisine). Et elles peuvent être schématiquement regroupées en trois grandes familles : les algues vertes, les algues brunes et les algues rouges.

Si les algues rouges sont les championnes de la teneur en protéines végétales (jusqu'à plus de 45 gr par 100 gr), les algues brunes ne se retrouvent que sur la troisième marche du podium et présentent la plus faible teneur en protéines végétales (au maximum 15 gr par 100 gr). Les algues vertes, quant à elles, se situent dans l'entre-deux, avec une teneur oscillant entre 10 et 25 gr de protéines végétales pour 100 gr de produit.

## Le blé

Il y a des centaines, des milliers d'années que le blé est cultivé sur notre planète et c'est aujourd'hui la céréale la plus exploitée. Il en existe deux variétés principales : le blé dur qui sert à la production des pâtes, de la semoule à couscous... et le blé tendre dont on fait des farines, des flocons, des graines germées... Le blé dur est aussi à la base du seitan, une sorte de « super-aliment » hyper-protéiné, excellent substitut à la viande.

Surtout s'il est bio et complet, le blé est une magnifique source de protéines. Mais il convient toutefois de relativiser : cette teneur en protéines peut varier plus ou moins sensiblement en fonction du traitement que les grains ont subi. C'est ainsi que la valeur protéinique du blé peut varier entre 5 et 27 gr par 100 gr de produit selon qu'il s'agit de semoule, de farine complète, de pain complet, de pâtes complètes (du moins avant leur cuisson), de seitan ou de germes de blé. Le moins bon score est obtenu par la semoule et le plus élevé par les germes de blé. Par ailleurs, le blé fournit aussi des quantités intéressantes de vitamines (groupe B), de fibres, de glucides (à index glycémique fort bas) et de minéraux tels que le fer, le calcium, le magnésium...

## Le seitan, excellent substitut végétal à la viande

Disponible dans les meilleures boutiques spécialisées en produits biologiques et parfois surnommé « viande végétale », le seitan se présente sous la forme d'une espèce de pâte. Inventé en Asie il y a environ un millier d'années de cela, mais apparu depuis peu en Occident, le seitan se compose surtout de gluten et il ne convient donc pas aux personnes qui suivent un régime sans gluten. Il est fabriqué à partir de farine de blé. La farine est rincée avec de l'eau afin de séparer le gluten de l'amidon et du son. La pâte ainsi obtenue est ensuite mise à reposer et généralement pressée, puis cuite dans de l'eau ou un bouillon.

Le seitan passe pour être l'un des champions toutes catégories concernant la teneur protéinique. Sa teneur raisonnable en glucides et sa faible teneur en lipides lui permettent de s'insérer facilement dans une alimentation végétale équilibrée classique.

À noter qu'il reste malheureusement assez onéreux en France alors que dans de très nombreux autres pays, il s'agit d'un produit fort bon marché qui se vend au kilo à l'instar du tofu. Il est heureusement possible de le fabriquer « maison » au départ de gluten acheté en boutique bio. Lorsqu'on le fait soi-même, il est souvent recommandé d'ajouter un peu de pommes de terre ou de farine de pois chiches pour améliorer la texture. Il est alors possible d'en préparer de grandes quantités à la fois, le seitan se congelant (et se décongelant) particulièrement bien.

## Les fèves

Les fèves sont des légumineuses d'une grande richesse en protéines, dont une est même antioxydante. Elles font partie intégrante de nombreuses cuisines traditionnelles à travers le monde : en Russie, au Liban, dans certains pays asiatiques...

Faut-il vraiment s'en étonner ? Non seulement, elles sont très faciles à préparer mais elles peuvent aussi être consommées crues ou cuites, fraîches ou séchées. Bref, il est difficile de ne pas y trouver son bonheur gourmand. Comme un bonheur arrive rarement seul, on peut aussi préciser que les fèves dans leur ensemble sont assez riches en glucides et présentent pourtant un index glycémique tout à fait acceptable, qu'elles sont peu caloriques, mais d'une grande richesse en vitamines (notamment les vitamines des groupes B, C et E). Il est aussi essentiel de souligner que les fèves ont la réputation de lutter naturellement contre la maladie de Parkinson.

Sur le plan protéinique, elles sont assez pauvres en cystéine et en méthionine (ce qui est d'ailleurs souvent le cas des légumineuses), mais fournissent de bonnes quantités de lysine. Elles se combinent donc parfaitement aux céréales qui sont, elles, assez pauvres en lysine mais présentent des teneurs intéressantes en méthionine et en cystéine. Les deux sont donc parfaitement complémentaires dans le cadre d'une alimentation saine et équilibrée.

Il faut cependant souligner qu'il y a une grande différence de teneur en protéines entre les fèves fraîches et les fèves séchées : les premières avoisinent seulement 6 gr de protéines par 100 gr de produit, alors que les secondes culminent aux alentours de 20 gr par 100 gr de produit.

## Les graines oléagineuses

Elles s'appellent tour à tour graine de pavot, graine de courge, graine de colza, graine de tournesol, graine de sésame ou graine de lin. Toutes font partie des graines oléagineuses, ces graines de plantes d'une grande richesse en matières grasses (on extrait même de l'huile de certaines d'entre elles : le sésame, le tournesol, le colza...), en vitamines, en oligoéléments, en minéraux et en protéines végétales... et complètes (contrairement à celles des légumineuses ou des céréales).

Cela dit, leur teneur en protéines est assez variable d'une sorte à l'autre, passant ainsi du simple au double (entre 10 et 20 gr par 100 gr de produit). La championne de cette catégorie reste sans nul doute la graine de chia, avec environ 27 gr par 100 gr de produit. Elles constituent donc toutes un complément très intéressant à intégrer dans un repas comportant déjà des céréales et/ou des légumineuses. Et c'est d'autant plus agréable qu'elles sont très faciles à utiliser en cuisine et présentent une large et intéressante palette de saveurs.

### La graine oléagineuse, vedette du moment

Si on la présente parfois comme une nouveauté quasiment révolutionnaire, la graine de chia est cependant connue depuis fort longtemps. Elle était ainsi très appréciée par les populations aztèques. Il a fallu l'arrivée pour le moins brutale et sanguinaire des envahisseurs espagnols pour que la culture du chia connaisse un brusque coup d'arrêt dans cette région du monde.

Remises au goût du jour depuis quelques années seulement, les graines de chia sont assez petites. À peu près du même gabarit que les graines de sésame. Habituellement, elles arborent une couleur brune plus ou moins soutenue, mais on connaît quelques variétés blanches, beiges ou même grisâtres. Mais cela n'a pas grande importance : leur couleur n'influe nullement sur leur valeur nutritive, le seul intérêt étant décoratif au sein d'une préparation gourmande.

Cela dit, le chia plus pâle, voire blanc, est plutôt neutre de goût alors que le chia brun a une saveur plus prononcée quoique toujours agréable.

## Les lentilles

On le sait rarement, et pourtant : les lentilles font partie des légumineuses les plus digestes et elles font, d'ailleurs, partie de l'alimentation humaine depuis les temps les plus reculés. On sait, par exemple, qu'elles étaient déjà consommées au cours de la préhistoire.

Il y a peu d'aliments qui procurent autant de bienfaits. La lentille contient des antioxydants qui protègent les cellules du corps des dommages causés par les radicaux libres impliqués dans l'apparition de maladies cardiovasculaires, de certains cancers et de plusieurs maladies liées au vieillissement.

Elle est aussi riche en fibres (excellentes pour le transit intestinal, la stimulation du sentiment de satiété et la réduction des risques de cancer du côlon), en phosphore (important pour son rôle essentiel dans la formation et le maintien de la santé des os et des dents), en magnésium (qui participe au développement osseux, à la construction des protéines, aux actions enzymatiques, à la contraction musculaire, à la santé dentaire et au fonctionnement du système immunitaire), en vitamine B9 (qui participe à la fabrication de toutes les cellules du corps, dont les globules rouges, et qui joue un rôle essentiel dans la production du matériel génétique, dans le fonctionnement du système nerveux et du système immunitaire, ainsi que dans la cicatrisation des blessures et des plaies).

La lentille est encore une source de sélénium (qui contribue aussi à convertir les hormones thyroïdiennes en leur forme active), de potassium (indispensable à l'équilibre du pH du sang) ainsi que de vitamines B2 (qui jouent un rôle dans le métabolisme de l'énergie de toutes les cellules et contribuent à la croissance et à la réparation des tissus, à la production d'hormones et à la formation des globules rouges) et B3 (qui contribuent à la production d'énergie à partir des glucides, des lipides, des protéines et de l'alcool ingérés).

Enfin, la lentille est une importante source de protéines végétales qu'il serait dommage de négliger, avec une proportion moyenne d'environ 50 gr par 100 gr de produit.

## Six variétés de lentilles

On distingue six grandes variétés de lentilles, classifiées en fonction de leur couleur :

- **la lentille verte** est la plus cultivée des deux côtés de l'Atlantique. Il en existe des grosses, des moyennes et des petites mais, dans tous les cas, leur peau est assez fine et n'éclate pas en cours de cuisson ;

- **la lentille blonde** reste incontestablement l'une des plus courantes. C'est aussi l'une des plus grosses. Elle est cultivée dans de nombreux pays de la Turquie au Chili, en passant par l'Argentine ou le Canada ;

- **la lentille brune** est essentiellement destinée à l'industrie de la conserve ;

- **la lentille corail** (ou lentille rose) est cultivée de l'Afrique du Nord à l'Inde en passant par le Moyen-Orient. Elle est particulièrement intéressante sur le plan culinaire du fait de sa saveur légèrement poivrée ;

- **la lentille rouge** est l'une des plus rares. Elle est surtout produite au Canada, mais aussi, dans des proportions assez confidentielles il est vrai, dans certaines régions de France dont la Champagne où on la nomme « lentillon » ;

- **la lentille noire beluga** est principalement originaire du Canada. C'est son aspect extérieur – tout à la fois rond, lisse et noir – qui lui a donné son nom. En France, elle est produite en Brie.

## Les noix

Même si elle se montre assez généreuse en matières grasses (mais le risque de stocker ces graisses est dérisoire), la noix se distingue des autres fruits à écale et oléagineux par son contenu particulièrement élevé en acides gras polyinsaturés, principalement sous forme d'oméga-3, dont les bienfaits sur la santé cardiovasculaire sont connus et reconnus.

Il s'agit aussi d'un fruit particulièrement riche en antioxydants, à tel point qu'il se positionne quasiment en tête de liste parmi bien d'autres végétaux (fruits, légumes, fruits à écale, graines et céréales) quant à son contenu en antioxydants.

Et ce n'est pas tout ! La noix présente encore des teneurs intéressantes en phosphore, en potassium, en magnésium, en calcium, en vitamines (vitamine E et celles du groupe B), en composés phénoliques, en fibres...

Du point de vue des protéines, ce sont les noix séchées qui sont les plus intéressantes, les noix fraîches étant plus riches en eau. Sèches, elles contiennent environ 10 à 12 gr de protéines par 100 gr de produit. Ce qui est loin d'être négligeable.

## Le quinoa

Nombre d'entre nous pensent que le quinoa est une céréale mais, sur un plan purement botanique, ce n'en est pas vraiment une.

Pour être tout à fait exact, le quinoa est la graine d'une plante herbacée qui se cuisine à la manière d'une céréale. Toute la nuance est là...

Il s'agit donc de ce que l'on appelle parfois une « pseudo-céréale », à l'instar du sarrasin. C'est l'un des aliments les plus prisés par les végétariens, mais aussi l'un des plus utilisées par les personnes qui ont banni le gluten de leur alimentation.

D'ailleurs, sur un plan spécifiquement gustatif, le quinoa – grâce à une saveur particulière et à une composition nutritionnelle différente de celle des « vraies » céréales – apporte une bienvenue touche de variété à l'alimentation quotidienne.

Riche en manganèse, en fer, en cuivre, en phosphore, en magnésium, en zinc et en vitamine B2, le quinoa est aussi une formidable source de fibres : on estime qu'une portion de 125 ml de quinoa contient une quantité de fibres similaire à celle d'une tranche de pain de blé entier ou à celle de 125 ml de riz brun cuit. Excusez du peu ! Considéré comme un aliment antioxydant, le quinoa est également une intéressante source de protéines végétales.

Ce n'est certainement pas l'aliment qui en contient le plus (environ 6 à 8 gr par 100 gr de produit cuit), mais les protéines du quinoa ont un atout exceptionnel : il s'agit de protéines sans gluten qui conviennent donc parfaitement aux personnes – de plus en plus nombreuses – qui souffrent d'intolérance au gluten.

## Le soja

Voici l'incontestable champion toutes catégories en ce qui concerne la teneur en protéines végétales ! Il n'y a pas à tergiverser une seule seconde : le soja est absolument imbattable.

Disponible sous une multitude de formes et de présentations - steak de soja, protéines de soja texturées, tofu, lait de soja, tempeh (graines de soja fermentées) ou édamamé (graines de soja fraîches) -, le soja est l'un des aliments-phares de la très riche cuisine japonaise et l'une des bases du célébrissime régime Okinawa.

Le soja serait-il un aliment-santé ? Ce n'est pas tout à fait impossible, surtout si l'on se réfère à une étude scientifique publiée dans les pages du « *New England Journal of Medecine* » et qui explique qu'une consommation quotidienne de 47 gr de protéines de soja (soit l'équivalent d'environ 300 gr de tofu) suffit à diminuer significativement le taux de cholestérol dans le sang (une diminution de plus de 2 mg par décilitre de sang), ce qui est un atout non négligeable.

Certes, les isoflavones contenus dans les produits à base de soja font parfois l'objet de quelques polémiques, mais il est aujourd'hui démontré que le soja sous toutes ses formes ne présente pas de véritable danger pour la santé à condition d'être consommé de manière raisonnable et raisonnée.

Il en est du soja comme de toutes choses : l'excès nuit en tout. Mieux encore : ces fameux isoflavones dont la consommation est parfois remise en question par certains « spécialistes » et « scientifiques » serait même plutôt bénéfiques à certaines catégories de la population.

Notamment les femmes au moment de la pré-ménopause et de la ménopause. Cela dit, il est conseillé d'éviter de manger du soja à chaque repas car, à la longue et en excès, cela peut induire certains problèmes, notamment au niveau de la thyroïde.

Ceci étant précisé, outre sa teneur en protéines, le soja est aussi une très bonne source de magnésium, de phosphore, de calcium, de bêta-carotènes... qui se trouvent en proportions variées selon le type de produit à base de soja (tempeh, tofu...).

## Protéines de soja texturées : des vraies pépites !

Les protéines de soja texturées se présentent sous la forme de pépites qu'il est indispensable de réhydrater avant de les utiliser aux fourneaux. Encore assez peu connues, elles suscitent aussi pas mal d'interrogations. Surtout de la part des omnivores et des carnivores acharnés...

Celles que l'on appelle aussi « PST » sont des protéines alimentaires fabriquées au départ de farine de soja. Leur aspect déshydraté, tout sec, vient du fait que l'huile naturellement contenue dans le soja a été complètement extraite.

À l'achat, il est primordial de privilégier les protéines de soja texturées de qualité biologique, garanties sans OGM. Elles se présentent sous diverses formes : en flocons, en petits médaillons (un peu comme les suprêmes de volaille), en morceaux plus ou moins gros... de manière à répondre aux besoins des cuisiniers et à la diversité des recettes. Elles se trouvent dans les meilleures boutiques bio et dans les magasins privilégiant l'alimentation végétarienne ou végan.

Permettant de lutter contre l'excès de mauvais cholestérol et de limiter les risques de maladies cardiovasculaires, elles présentent en outre une teneur fort intéressante en protéines végétales : environ 40 gr par 100 gr de produit.

# Recettes à base de protéines végétales

## Barres énergétiques au son d'avoine et au duo de fruits

4 personnes – Préparation : 10 min – Cuisson : 15 min

*50 g de noisettes – 200 g de flocons d'avoine – 70 g de raisins secs – 2 cuil. à soupe de purée de noisettes – 1 cuil. à s. d'huile d'olive vierge extra – 2 cuil. à s. de miel liquide*

Concassez les noisettes. Versez les flocons d'avoine dans un grand plat creux. Incorporez-y les noisettes concassées, puis les raisins secs, la purée de noisettes, l'huile d'olive et le miel liquide. Mélangez bien. Étalez ensuite la préparation dans un plat rectangulaire. Lissez la surface, puis enfournez pour 15 minutes environ à 210 °C (th. 7), en surveillant la cuisson.

À la fin, sortez le plat du four. Avec un couteau, découpez des barres d'environ 3 x 8 cm. Laissez tiédir, puis démoulez délicatement. Disposez-les sur une grille et laissez-les complètement refroidir.

*100 % « fait maison » et 100 % énergétiques. Ces barres sont idéales au moment d'effectuer un effort physique (séance sportive, jardinage...). Avantage supplémentaire : elles se conservent cinq à sept jours dans une boîte fermant bien hermétiquement.*

# Boulettes de petits pois parfumées à l'origan

3 personnes – Préparation : 20 min – Cuisson : 30 min

*400 g de petits pois frais écossés – 6 brins d'origan – 1 échalote – 2 cuil. à s. d'huile d'olive vierge extra – 2 cuil. à s. de fécule de maïs – noix de muscade – sel, poivre*

Faites cuire les petits pois dans l'eau bouillante pendant 10 à 15 minutes, puis égouttez-les soigneusement. Hachez l'origan et l'échalote. Transvasez les petits pois dans le bol d'un mixeur (sauf 2 à 3 cuillerées à soupe) et mixez jusqu'à obtention d'une pâte. Incorporez alors l'huile d'olive, la fécule de maïs, la noix de muscade, le sel et de poivre. Mélangez. Incorporez ensuite les petits pois réservés, l'origan et l'échalote. Mélangez à nouveau pour obtenir une préparation bien homogène. Façonnez-la en une douzaine de boulettes, disposez-les sur une plaque à four et enfournez pour une vingtaine de minutes à 180 °C (th. 6), en surveillant la cuisson. Servez chaud.

*Cette préparation donne environ 12 boulettes, soit 4 par personne en plat principal. Mais elle fait aussi un apéritif très original, pour 6 personnes (2 boulettes par personne). En fonction de votre goût, l'origan peut être remplacé par une autre herbe, en même quantité. Comptez approximativement 1 kg de petits pois frais pour obtenir à peu près 400 g de pois écossés.*

## Clafoutis de prunes aux amandes

4 personnes – Préparation : 15 min – Cuisson : 30 min

*500 g de prunes – 2 œufs + 2 jaunes d'œufs – 150 g de sucre en poudre – 1 sachet de sucre vanillé – 60 g de fécule de maïs – 20 cl de lait entier – 50 g de purée d'amandes – 40 g d'amandes effilées – beurre (pour le plat à gratin)*

Beurrez un plat à gratin assez grand que pour étaler les fruits en une seule couche. Lavez et essuyez les prunes. Coupez-les en deux, dénoyautez-les et recoupez-les en deux. Versez les œufs entiers et les jaunes d'œufs dans un grand plat creux. Ajoutez-y le sucre en poudre, le sucre vanillé et la fécule de maïs, puis intégrez le lait et la purée d'amandes. Travaillez le tout jusqu'à obtention d'une pâte bien fluide. Versez doucement celle-ci sur les fruits étalés dans le plat à gratin. Parsemez éventuellement d'amandes effilées, puis enfournez pour environ 30 minutes à 180 °C (th. 6).

*Les amandes effilées sont facultatives et dépendent du goût de chacun. Ce clafoutis est une variante très intéressante du classique clafoutis aux cerises. En fonction des saisons et de la richesse des étals, n'hésitez pas à varier les fruits : du raisin, des abricots, des fraises... conviennent aussi parfaitement. Ce clafoutis se déguste tiède ou froid.*

# Crème d'amandes rapide

2 personnes – Préparation : 10 min – Pas de cuisson

*100 g de purée d'amande blanche – 70 cl d'eau*

Dans un poêlon, faites légèrement tiédir l'eau.

Versez la purée d'amande blanche dans un bol et ajoutez-y l'eau.

Délayez jusqu'à obtention d'une consistance crémeuse et épaisse.

*Économique, hyper-facile et très rapide à réaliser, cette délicieuse crème d'amande fait merveille dans un gâteau, en remplacement du beurre. La purée d'amande blanche est un ingrédient bio classique mais il est aussi possible d'utiliser d'autres purées d'oléagineux : la purée d'amande complète, la purée de noisette, la purée de noix de cajou…*

# Curry doux de pois chiches

4 personnes – Préparation : 5 min – Cuisson : 15 min

*1 carotte – 1 blanc de poireau – 2 gousses d'ail – 2 côtes de céleri – 1 morceau de gingembre frais d'environ 2 à 3 cm – 3 cuil. à soupe d'huile – 2 cuil. à soupe de curry doux en poudre – 2 bocaux de pois chiches – 1/2 bouquet de coriandre fraîche – 30 cl de crème de coco*

Grattez la carotte et hachez-la. Hachez également le blanc de poireau, les gousses d'ail préalablement pelées, les côtes de céleri et le morceau de gingembre frais. Mettez tous ces ingrédients dans une cocotte, ajoutez 3 cuillerées à soupe d'huile et faites fondre.

Saupoudrez cette préparation de curry doux et mélangez pendant une demi-minute environ avant d'ajouter les pois chiches soigneusement égouttés et la coriandre préalablement ciselée. Incorporez la crème de coco et mélangez à nouveau.

Couvrez le récipient et laissez tranquillement mijoter pendant une quinzaine de minutes.

*Ce fabuleux curry, très haut en saveurs, peut être servi avec du riz basmati et quelques quartiers de citrons verts.*

# Dahl de pois cassés aux épices, « façon indienne »

4 personnes – Préparation : 10 min – Cuisson : 60 min

*2 carottes – 1 gousse d'ail – 1 oignon – 2 cuil. à soupe d'huile d'olive vierge extra – 1,5 cuil. à soupe de curry en poudre – 1,5 cuil. à soupe de curcuma moulu – 1 cuil. à café de coriandre – 250 g de pois cassés – 1 cuil. à soupe de moutarde – sel, poivre*

Hachez les carottes, la gousse d'ail et l'oignon. Versez l'huile d'olive dans une casserole et faites chauffer. Faites-y revenir les légumes préparés jusqu'à ce que l'oignon devienne translucide, puis incorporez et faites torréfier les épices pendant 2 ou 3 minutes. Ajoutez alors les pois cassés, couvrez d'eau, couvrez le récipient et portez à ébullition pendant environ 45 minutes (le temps de cuisson est variable, selon que vous vouliez des pois cassés fondants ou croquants). Ensuite, ajoutez la moutarde, le sel et le poivre selon le goût et mélangez. Poursuivez la cuisson à feu doux, pendant une vingtaine de minutes. Servez chaud.

*La moutarde apporte du liant à la préparation. En fonction de votre goût, de votre envie du moment ou de la richesse de vos placards, n'hésitez pas à jouer avec les épices. Ainsi, par exemple, pourquoi ne pas ajouter une pointe de piment de Cayenne si vous désirez une préparation plus relevée ?*

# Duo de fèves et de pois chiches, saveur coco et curcuma

4 personnes – Préparation : 20 min – Cuisson : 1 h – Trempage des pois chiches : 12 h

*300 g de pois chiches – 1 morceau de gingembre frais de 2 cm – 1 morceau de curcuma frais d'environ 2 cm – 2 carottes – 4 branches de céleri – 1 oignon – 2 cuil. à soupe d'huile – 200 g de fèves fraîches écossées, épluchées – le zeste de 1 citron – 40 cl de lait de coco – sel, poivre*

La veille de la préparation, faites tremper les pois chiches dans de l'eau claire pendant environ 12 heures (ou toute une nuit). Le jour de la préparation, rincez-les et faites-les cuire dans de l'eau bouillante pendant une demi-heure. Assaisonnez de sel en fin de cuisson. Égouttez soigneusement les pois chiches.

Épluchez le morceau de gingembre et râpez-le finement. Faites de même avec le morceau de curcuma. Grattez les carottes et détaillez-les en petits cubes. Taillez le céleri en tronçons. Épluchez et émincez l'oignon.

Versez l'huile dans une sauteuse et faites chauffer. Faites-y revenir les carottes, le céleri et l'oignon sur un feu vif pendant environ 3 minutes, puis ajoutez le gingembre et le curcuma. Assaisonnez de poivre selon le goût. Mélangez.

Incorporez ensuite les pois chiches, les fèves, le zeste râpé du citron et mouillez avec le lait de coco. Couvrez le récipient et poursuivez la cuisson à feu doux pendant environ 30 minutes. Assaisonnez à nouveau de sel et de poivre. Servez chaud.

*Vous ne trouvez pas de curcuma frais en morceau ? Remplacez-le par 2 cuillerées à café de curcuma moulu. Le lait de coco n'a de « lait » que le nom et est en réalité un jus végétal. Il ne doit pas être confondu avec le délicieux jus du fruit ou eau de coco. Le lait de coco est préparé au départ de la pulpe de noix de coco râpée et est paré de plusieurs vertus. Il est d'une grande richesse en potassium, phosphore et fer, mais recèle aussi des quantités très intéressantes de manganèse, de cuivre, de sélénium et de zinc. Contrairement à l'eau de coco, le lait – en version bio – est très riche en lipides, essentiellement des acides gras saturés, ce qui donne onctuosité et douceur aux plats qu'il intègre. Il contient encore du sélénium : un antioxydant qui soulage les symptômes de l'arthrite. En effet, le sélénium contrôle les radicaux libres et réduit le risque d'inflammation des articulations. De plus en plus utilisé en cuisine, il peut aussi être intégré à des soins d'hygiène et de beauté « maison » et au naturel.*

# Duo de lentilles corail et de carottes, façon bruschetta

4 personnes – Préparation : 20 min – Cuisson : 20 min

*1 morceau de gingembre d'environ 2 cm – 1 morceau de curcuma frais d'environ 2 cm – 1 oignon – 1 clou de girofle – 150 g de lentilles corail – 200 g de carottes – 1 cuil. à soupe d'huile d'olive vierge extra – 1/2 cuil. à café de cumin moulu – 4 tranches de pain – sel, poivre*

Épluchez les morceaux de gingembre et de curcuma. Épluchez l'oignon et piquez-le du clou de girofle. Versez 40 cl d'eau dans une casserole et faites chauffer. Versez-y les lentilles corail, le gingembre, le curcuma et l'oignon. Faites cuire pendant 20 minutes. Égouttez les ingrédients et écrasez-les grossièrement. Assaisonnez de sel et de poivre. Laissez refroidir. Râpez les carottes. Mettez-les dans un plat creux et arrosez-les d'huile d'olive. Ajoutez cumin, sel et poivre. Mélangez. Tartinez les tranches de pain avec la préparation de lentilles. Par-dessus, étalez la préparation de carottes. Servez aussitôt.

*Pour cette préparation, le pain de seigle convient parfaitement. Attention à la cuisson des lentilles : elles doivent être bien fondantes. Le curcuma est reconnu pour ses propriétés anti-inflammatoires. Il est parfois difficile à trouver en morceau. Dans ce cas, remplacez-le par 1 cuillerée à café de curcuma en poudre.*

# Falafels de tofu fumé aux amandes et herbes fraîches

4 personnes – Préparation : 10 min – Cuisson : 20 min

*4 brins de persil – 4 brins de ciboulette – 1 gousse d'ail – 1 échalote – 250 g de tofu fumé – 3 cuil. à s. de farine de pois chiches – 1 cuil. à s. de purée d'amande – sel, poivre*

Hachez le persil et la ciboulette. Pelez et hachez grossièrement la gousse d'ail et l'échalote. Passez le tofu fumé, l'ail, l'échalote et la farine de pois chiches au mixeur, jusqu'à obtention d'une pâte homogène. Incorporez les herbes fraîches, la purée d'amandes, le sel et le poivre. Mélangez délicatement à la spatule. Façonnez ce mélange précédent en petites boulettes sur du papier sulfurisé disposé sur une plaque de cuisson, puis enfournez pour 20 minutes, à 180 °C (th. 6), en vérifiant la cuisson. Servez chaud.

*Deux variantes : la farine de pois chiches peut être remplacée par 60 g de chapelure et la purée d'amande peut être remplacée par une quantité équivalente de purée de sésame. Autre variante encore : vous pouvez remplacer les herbes utilisées dans cette recette par d'autres ou par du piment, du curry... en fonction de votre goût ou de votre envie du moment. Ces falafels se servent chauds, dès la sortie du four, ou tièdes, à température ambiante. Ils sont superbes à l'apéritif. Attention : le tofu fumé procure une saveur assez puissante à ces préparations.*

# Galettes à la farine de pois chiches

4 personnes – Préparation : 10 min – Cuisson : 10 min

*250 g de pois chiches – sel*

Versez la farine de pois chiches dans un grand plat creux. Ajoutez-y 50 cl d'eau ainsi qu'une pincée de sel. Malaxez le tout jusqu'à obtention d'une pâte bien homogène.

Étalez cette pâte sur une épaisseur d'environ 5 à 7 mm d'épaisseur sur une plaque à four couverte d'une feuille de papier sulfurisé.

Enfournez pour une dizaine de minutes, à 210 °C (th. 7), en surveillant la cuisson. À la fin de cette cuisson, sortez la plaque du four et, au moyen d'un emporte-pièce, découpez des disques de pâte.

*Au moment du dessert ou à l'heure du goûter, ces galettes se savourent chaudes, à la sortie du four, ou froides selon le goût ou l'envie du moment. Elles s'accompagnent idéalement d'une bonne confiture « maison » ou d'une compote de fruits frais.*

# Gourmandise de pois chiches aux épices

4 à 6 personnes – Préparation : 10 min – Cuisson : 20 min

*500 g de pois chiches en bocal – 3 cuil. à soupe d'huile d'olive vierge extra – 1 cuil. à café de cumin moulu – 1 cuil. à café de piment en poudre – sel, poivre*

Égouttez soigneusement les pois chiches, puis versez-les dans un grand plat creux. Arrosez d'huile d'olive, puis ajoutez les épices (cumin et piment). Assaisonnez de sel et de poivre selon le goût. Mélangez bien.

Couvrez une plaque à four avec une feuille de papier sulfurisé. Répartissez les pois chiches sur la plaque et enfournez pour environ 20 minutes à 150 °C (th. 5).

À la fin de la cuisson, sortez les pois chiches du four et laissez-les refroidir complètement avant de les servir.

*Voilà une petite gourmandise saine et goûteuse, idéale à proposer au moment de prendre l'apéritif. Une formidable alternative au saucisson bien gras et aux chips industrielles. À noter qu'ainsi préparés, ces pois chiches se conservent une grosse dizaine de jours dans une boîte fermant hermétiquement.*

# Graines germées à la sauce de soja, façon coleslaw

4 personnes – Préparation : 15 min – Mise au frais : 1 h

*2 cuil. à soupe de vinaigre de cidre – 2 cuil. à soupe d'huile d'olive vierge extra – 3 à 4 cuil. à soupe de sauce de soja – 1 cuil. à café de moutarde – 2 carottes – 1/2 céleri-rave – 250 g de graines germées*

Préparez une sauce en mélangeant intimement le vinaigre de cidre, l'huile d'olive, la sauce de soja et la moutarde. Grattez et râpez finement les carottes. Épluchez et râpez aussi finement le demi-céleri-rave. Mettez ces deux ingrédients dans un grand plat creux, ajoutez les graines germées et nappez de sauce. Mélangez bien. Réservez au moins 1 heure au frais avant de servir.

*Ceux qui n'apprécient pas la saveur du soja peuvent aisément remplacer la sauce de soja par la même quantité de crème liquide. À condition qu'il soit de qualité biologique, le vinaigre de cidre est un véritable allié-santé. Il améliore l'absorption du fer et du calcium, se positionne comme un très bon antipoison, est un antiseptique et un bactéricide ainsi qu'un anti-infectieux de tout premier ordre. De plus, il facilite la digestion, combat le hoquet, apaise les maux de tête, combat l'hypertension artérielle, soigne les vertiges, prévient les infections urinaires, soulage les irritations cutanées, stimule la mémoire, calme les nerfs, fluidifie le sang, dissout les caillots sanguins...*

# Gratin de haricots rouges et butternut, aux 2 fromages

4 personnes – Préparation : 15 min – Cuisson : 45 min

*1 courge butternut – 1 oignon – 750 à 800 g de haricots rouges en bocal – 1 cuil. à s. d'huile d'olive vierge extra – 250 g de ricotta – 100 g d'emmental râpé – sel, poivre*

Épluchez la courge butternut et débitez-la en morceaux. Épluchez l'oignon et émincez-le. Égouttez les haricots rouges. Versez l'huile d'olive dans une poêle et faites chauffer. Faites-y revenir la courge, l'oignon et les haricots. Assaisonnez de sel et de poivre selon le goût. Poursuivez la cuisson à feu doux pendant environ 10 minutes. À la fin de cette cuisson, répartissez les légumes dans un plat à gratin. Parsemez de ricotta préalablement émiettée et d'emmental. Enfournez pour 30 min. à 180 °C (th. 6), en surveillant la cuisson. Servez bien chaud.

*Parfois appelée doubeurre, la courge butternut est très intéressante en cuisine, grâce au velouté qu'elle procure. Peu calorique (40 kcal/100 gr), cette cucurbitacée présente une forte teneur en caroténoïdes : des antioxydants permettant de lutter contre le vieillissement cellulaire. Elle est aussi riche en vitamine A, en bêta-carotène et bêta-cryptoxanthine (des précurseurs de la vitamine A au pouvoir antioxydant qui limite le stress oxydatif et les radicaux libres) et est une bonne source de fibres.*

## Gratin de haricots lingots au chorizo et paprika

4 personnes – Préparation : 30 min – Cuisson : 45 min

*400 g de haricots lingots secs – 2 gousses d'ail – 1 oignon – 150 g de chorizo – 4 tomates – 1 filet d'huile d'olive vierge extra – 250 g de viande de bœuf hachée – 1 cuil. à soupe de paprika moulu – 1 bouquet garni – 1 cuil. à café de concentré de tomates – 70 g de chapelure – quelques brins de persil frais – sel, poivre*

Faites cuire les haricots lingots secs jusqu'à ce qu'ils soient fondants, en respectant les indications mentionnées sur leur emballage. À la fin de cette cuisson, égouttez-les et réservez.

Pelez et hachez finement une gousse d'ail. Épluchez et hachez finement l'oignon. Détaillez le chorizo en rondelles, puis en quarts de rondelles. Plongez les tomates pendant environ 30 secondes dans de l'eau bouillante, puis retirez leur peau et concassez-les grossièrement.

Versez un généreux filet d'huile d'olive dans une poêle et faites chauffer. Faites-y revenir l'ail et l'oignon jusqu'à ce que ce dernier soit translucide. Ajoutez les petits morceaux de chorizo et poursuivez la cuisson à feu moyen pendant 2 ou 3 minutes. Incorporez alors la viande hachée émiettée et faites-la revenir, jusqu'à coloration.

Ajoutez ensuite dans la même poêle les tomates concassées, le concentré de tomates, les haricots, le paprika et le bouquet garni. Arrosez d'un demi-verre d'eau. Assaisonnez de sel et de poivre. Mélangez le tout délicatement et laissez mijoter à feu doux, à découvert, pendant environ 10 minutes.

Mixez ensemble la chapelure, le persil et la seconde gousse d'ail préalablement pelée.

Transvasez la préparation de haricots dans un plat à gratin. Parsemez le dessus de chapelure et enfournez pour 15 minutes à 200 °C (th. 6 – 7), jusqu'à ce que la préparation soit joliment dorée. Servez chaud.

*En fonction de votre goût ou de votre envie du moment, privilégiez du chorizo doux ou piquant. Pour une évidente raison qualitative, évitez d'acheter la viande hachée préemballée et privilégiez toujours de la viande fraîchement hachée, juste au moment de l'achat.*

## Lentilles corail et son d'avoine, façon pancake

4 à 6 personnes – Préparation : 20 min – Cuisson : 35 min

*75 g de lentilles corail – 65 g de son d'avoine – 1 sachet de sucre vanillé – 6 g de levure chimique – 2 œufs – 250 g de yaourt nature vivant – beurre (pour la poêle) – sel*

Faites cuire les lentilles corail dans de l'eau bouillante pendant 25 minutes. Réduisez-les en purée. Laissez-les tiédir. Dans un plat creux, versez le son d'avoine, le sucre vanillé, la levure chimique et une pincée de sel. Mélangez, creusez un puit, incorporez les œufs et les yaourts. Mélangez bien avant d'y incorporer les lentilles. Mélangez à nouveau. Faites chauffer une poêle avec une noix de beurre, versez-y une petite louche de pâte et faites cuire jusqu'à l'apparition de petites bulles sur les deux faces. Servez chaud.

*Le son d'avoine est d'une grande richesse en fibres solubles qui ont la capacité de se dissoudre dans le tube digestif. L'organisme ne dispose pas des enzymes nécessaires à l'assimilation des fibres d'avoine. Celles-ci traversent le tube digestif et le côlon sans être absorbées. Elles sont partiellement éliminées par les voies naturelles et emportent avec elles certains nutriments comme les glucides (sucres) et les lipides (gras) des autres aliments avec lesquels elles se sont mélangées. Le nombre de calories consommées est ainsi mathématiquement amoindri, tout comme les apports en sucre et en graisses.*

# Lentilles corail, poivrons et haricots, façon colombo

4 personnes – Préparation : 20 min – Cuisson : 20 min

*250 g de lentilles corail – 500 g de haricots verts frais – 2 poivrons rouges –3 gousses d'ail – 1 oignon – 2 cuil. à soupe d'huile d'olive vierge extra – 2 cuil. à soupe d'épices à colombo – 20 cl de lait de coco – sel, poivre*

Faites cuire les lentilles dans l'eau bouillante. Équeutez les haricots frais et faites-les cuire à l'eau bouillante pendant 5 min. Détaillez-les en tronçons de 3 cm. Coupez la chair des poivrons en dés. Pelez et hachez les gousses d'ail et l'oignon. Faites revenir l'ail et l'oignon dans une poêle. Ajoutez les épices à colombo et faîtes cuire pendant 2 minutes, puis ajoutez les haricots et les poivrons. Faites revenir à feu doux pendant 5 à 10 minutes. Incorporez alors les lentilles, le lait de coco, le sel et le poivre et mélangez. Terminez la cuisson à feu doux pendant 5 minutes. Servez chaud.

*N'oubliez pas un peu de riz en accompagnement. Hors saison, vous pouvez éventuellement utiliser des haricots en bocaux, en évitant les légumes surgelés qui sont beaucoup plus intoxiqués aux pesticides toxico-chimiques que les produits en conserve. En fonction de la texture de sauce que vous désirez, n'hésitez pas à adapter la quantité de lait de coco.*

## Lentilles vertes, tofu fumé, concassée de tomates, en mijoté

4 personnes – Préparation : 20 min – Cuisson : 45 min

*250 g de lentilles vertes – 4 carottes – 2 oignons –200 g de tofu fumé – 2 cuil. à s. d'huile d'olive vierge extra – 2 cuil. à s. de thym – 1 cuil. à s. de paprika moulu – 1 cuil. à café de cumin moulu – 400 g de tomates concassées – sel, poivre*

Faites cuire les lentilles et les carottes aux 3/4 du temps de cuisson recommandé (environ 15 minutes).Émincez les oignons, débitez les carottes en fines rondelles et le tofu fumé en dés. Faites revenir les oignons dans une poêle jusqu'à ce qu'ils soient translucides, puis ajoutez les dés de tofu fumé, les carottes et faites revenir pendant 3 minutes. Incorporez le thym, le paprika et le cumin. Mélangez et faites mijoter à feu doux. Quand les lentilles sont cuites, égouttez-les et ajoutez-les dans la poêle. Ajoutez les tomates concassées et un tout petit peu d'eau. Assaisonnez de sel et de poivre. Portez le tout à ébullition puis laissez tranquillement mijoter pendant une quinzaine de minutes. Servez chaud.

*Le tofu fumé étant assez fort en goût, cette préparation est à réserver aux vrais amateurs de ce produit... ou aux gourmets à l'esprit aventurier.*

## Mayonnaise sans œufs, au soja

4 personnes – Préparation : 5 min – Pas de cuisson

*1/2 botte de persil plat – 1 gousse d'ail – 10 cl de lait de soja – 5 cl d'un mélange huile d'olive vierge extra / huile de colza – quelques pincées de sel – 1 filet de jus de citron*

Lavez la demi-botte de persil plat. Pelez la gousse d'ail.

Mettez ces deux ingrédients dans le bol d'un robot ménager, ajoutez le lait de soja et le mélange d'huile d'olive et d'huile de colza. Ajoutez enfin un peu de sel, selon le goût.

Actionnez l'appareil et mixez la préparation pendant une petite minute. Incorporez alors un filet de jus de citron.

Réservez au frais jusqu'au moment de servir.

*Oui, une mayonnaise sans œufs et très goûteuse est facilement réalisable. Cette mayo « pas comme les autres » peut être utilisée de la même manière qu'une mayonnaise classique.*

## Minestrone aux haricots blancs et aux légumes d'hiver

4 personnes – Préparation : 15 min – Cuisson : 1h15 min

*200 g de haricots blancs – 2 cubes de bouillon de légumes – 2 ou 3 carottes (selon grosseur) – 200 g de céleri branche – 200 g de petits pois – 10 brins de persil plat – 1 gousse d'ail – 1 cuil. à s. d'huile d'olive vierge extra – sel, poivre*

La veille, faites tremper les haricots pendant 12 heures (toute une nuit). Puis rincez-les et faites-les cuire dans l'eau avec un cube de bouillon de légumes pendant 1 heure. À la fin, égouttez-les et rafraîchissez-les sous l'eau froide. Faites bouillir une casserole avec 1,5 l d'eau avec le second cube de bouillon de légumes. Détaillez les carottes en rondelles. Coupez aussi le céleri branche en petits tronçons. Ajoutez ces légumes, ainsi que les petits pois, dans la casserole. Portez à ébullition et ajoutez les haricots blancs. Incorporez le persil ciselé et la gousse d'ail pelée. Arrosez d'huile d'olive, assaisonnez de sel et de poivre. Poursuivez la cuisson à feu moyen pendant 15 minutes. Servez chaud.

*Cette soupe hivernale, digne héritière du minestrone italien, présente un avantage : la richesse en fer des haricots blancs qui en sont l'ingrédient principal. Lorsque l'on sait que nombre de personnes souffrent d'une carence en fer, cet apport naturel en fer n'en est que plus important encore.*

# Mousse de noisette au tofu soyeux

6 à 8 personnes – Préparation : 20 min – Cuisson : 5 min

*150 g de chocolat noir à 70 % de cacao – 400 g de tofu soyeux – 2 à 3 cuil. à s. de sirop d'agave – 1 cuil. à soupe de purée de noisette – 1 pincée de cannelle moulue*

Coupez le chocolat en carrés et mettez ceux-ci dans une casserole à fond épais. Ajoutez 4 cuillerées à soupe d'eau et faites chauffer le tout sur un feu doux. Dès que l'eau est chaude et que le chocolat commence à ramollir, retirez le récipient du feu, sans remuer la préparation. Laissez le chocolat fondre complètement à la seule chaleur de la casserole. Incorporez alors le tofu soyeux, le sirop d'agave, la purée de noisette et la cannelle moulue. Mixez pendant environ 3 ou 4 minutes, en effectuant quelques pauses, jusqu'à obtention d'une crème. Transvasez celle-ci dans des coupelles individuelles et réservez-les au frais pendant plusieurs heures avant de déguster, très frais.

*Dans cette préparation, le sirop d'agave peut éventuellement être remplacé par deux cuillerées à soupe de sirop d'érable et la pincée de cannelle moule peut aussi être remplacée par de la caroube moulue. La saveur finale de la préparation sera cependant un peu différente. Très soyeuse, cette délicieuse mousse gagne à être dégustée très fraîche.*

## Pâte à tartiner aux noisettes et au chocolat noir

1 pot – Préparation : 5 min – Cuisson : 5 min

*50 g de chocolat noir de qualité artisanale et bio – 100 g de purée de noisettes – 2 cuil. à soupe de sirop d'agave – 1/2 cuil. à café d'extrait de vanille*

Cassez le chocolat noir en morceaux et mettez-les dans une casserole. Faites fondre à feu très doux. Dès que le chocolat est souple, incorporez la purée de noisettes et mélangez. Incorporez ensuite le sirop d'agave et l'extrait de vanille. Mélangez une nouvelle fois. Transvasez la pâte à tartiner dans un pot fermant hermétiquement.

*Cette pâte à tartiner « maison » est une alternative aux pâtes du commerce, aux saveurs parfois écœurantes. Évitez toujours les chocolats industriels : leur teneur en chocolat est parfois dérisoire, à l'inverse de leur teneur en mauvaises graisses et en additifs douteux. Autre attrait de cette pâte à tartiner : l'utilisation du sirop d'agave à la place du sucre. Doté de réelles qualités nutritives, il a un pouvoir sucrant 1,4 fois supérieur à celui du sucre raffiné tout en étant moins calorique. Riche en fructose, il est conseillé aux diabétiques de type II : il permet un bon contrôle du diabète et de la régulation de l'insuline. Son indice glycémique est bas (15). Il est aussi recommandé en cas de surcharge pondérale. Riche en fer, potassium, magnésium, calcium et silice, le sirop d'agave a une saveur neutre et est donc un produit « passe-partout » très facile à utiliser.*

# Poêlée aux poireaux, aux champignons et aux lentilles

4 personnes – Préparation : 15 min – Cuisson : 20 min

*2 sachets de lentilles prêtes à cuire – 1 bouquet garni – 1 oignon – 2 échalotes – 1 blanc de poireau – 4 cuil. à soupe d'huile – 300 g de champignons de Paris – 200 g de lardons – jus de citron – sel, poivre*

Plongez les sachets de lentilles et le bouquet garni dans 2 litres d'eau bouillante, réduisez l'ébullition et laissez cuire pendant 11 minutes. Épluchez et hachez l'oignon et les échalotes. Émincez le blanc de poireau. Versez l'huile dans une poêle et faites chauffer. À feu doux, faites-y revenir l'oignon, l'échalote et le poireau pendant 5 minutes environ. Lavez les champignons de Paris dans une eau citronnée. Détaillez-les en lamelles, puis ajoutez-les dans la poêle, ainsi que les lardons. Poursuivez la cuisson, toujours à feu doux, pendant 3 minutes. Retirez les sachets de lentilles de la casserole. Égouttez-les. Ouvrez les sachets et versez les lentilles dans la poêle contenant les autres ingrédients. Poursuivez la cuisson pendant 1 à 2 minutes. Assaisonnez de sel et de poivre. Servez chaud.

*Juste avant de servir, vous pouvez parsemer la préparation d'un peu de ciboulette fraîche ciselée. Pleine de saveurs réconfortantes, cette poêlée est parfaite au cœur de l'hiver.*

# Poêlée indienne au tofu et aux lentilles corail

4 personnes – Préparation 15 min – Cuisson : 20 min

*250 g de lentilles corail – 2 courgettes – 2 gousses d'ail – 1 oignon – 1 carotte – 200 g de tofu – 2 cuil. à soupe d'huile d'olive vierge extra – 1,5 cuil. à soupe de curcuma moulu – 1,5 cuil. à soupe de garam masala – 2 cuil. à soupe de moutarde – sel, poivre*

Faites chauffer les lentilles corail en suivant les indications mentionnées sur l'emballage.

Lavez les courgettes, éliminez les extrémités, débitez-les en rondelles assez fines. Pelez et hachez les gousses d'ail. Épluchez et hachez l'oignon. Grattez la carotte et débitez-la en très fins bâtonnets. Détaillez le tofu en dés.

Versez l'huile d'olive dans une poêle et faites chauffer. Faites-y revenir l'ail, la carotte et l'oignon jusqu'à ce que celui-ci devienne translucide. À ce moment, incorporez le curcuma et le garam masala. Torréfiez les épices pendant 2 ou 3 minutes.

Ajoutez les courgettes et faites-les cuire à feu vif pendant 3 ou 4 minutes. Baissez le feu et poursuivez la cuisson à feu moyen pendant 10 minutes environ.

Lorsque les courgettes sont cuites, incorporez les dés de tofu, les lentilles et la moutarde. Assaisonnez de sel et de poivre. Mélangez bien. Poursuivez la cuisson pendant encore 2 à 3 minutes. Servez chaud.

*Pour une préparation encore plus haute en saveurs, vous pouvez utiliser du tofu fumé, en même quantité. Cette préparation qui convient aux omnivores comme aux végétariens peut éventuellement s'accompagner de riz. Les gourmets qui veulent privilégier une préparation très crémeuse peuvent remplacer la moutarde par 30 cl de lait de coco. D'origine indienne, le garam masala est un mélange d'épices torréfiées et réduites en poudre. Très utilisé en Inde, ce mélange l'est aussi dans les régions où vit une grande communauté indienne : la Réunion, l'Île Maurice... Si la liste des ingrédients composant le garam masala ne se veut pas figée, elle intègre la plupart du temps de la cannelle, du fenugrec, du cumin, de la coriandre, des clous de girofle, des graines de moutarde, du curcuma...*

## Risotto de quinoa

4 personnes – Préparation : 20 min – Cuisson : 30 min

*1,5 l de bouillon de volaille « maison » - 1 cuil. à café de curcuma moulu – 350 g de quinoa – 1 oignon – 1 échalote – 80 g de beurre – 2 cuil. à soupe d'huile d'olive vierge extra – 3 cuil. à soupe de vin blanc – 100 g de parmesan râpé – poivre*

Versez le bouillon de volaille dans une casserole, ajoutez le curcuma moulu et faites chauffer à petits frémissements. Rincez le quinoa. Épluchez et hachez l'oignon et l'échalote.

Mettez 20 g de beurre dans une casserole, ajoutez l'huile d'olive et faites chauffer. Faites-y revenir l'oignon et l'échalote à feu doux pendant 5 minutes, sans laisser prendre couleur.

Incorporez le quinoa, remuez et poursuivez la cuisson pendant environ 2 minutes. Mouillez avec le vin blanc, laissez évaporer, puis ajoutez une louche de bouillon de volaille. Continuez la cuisson sans cesser de remuer. Lorsque tout le bouillon est absorbé par le quinoa, ajoutez encore une louche et poursuivez de la même manière jusqu'à épuisement du bouillon et jusqu'à ce que le quinoa soit bien gonflé et moelleux.

Retirez alors la casserole du feu. Incorporez le reste de beurre. Assaisonnez de poivre selon le goût, parsemez de parmesan. Servez chaud.

*Pour cette préparation, privilégiez un vin blanc sec. N'achetez jamais du parmesan râpé préemballé ! Il est rarement d'une qualité irréprochable, loin s'en faut ! Privilégiez toujours un morceau de parmesan. C'est d'autant plus facile que ce fromage se conserve parfaitement lorsqu'il est enveloppé dans du papier d'aluminium. Râpez alors la quantité de fromage dont vous avez besoin, au fur et à mesure de vos préparations. Trop souvent, le fromage vendu sous l'appellation « parmesan râpé » est trop sec et éventé. Dans certains cas, ce n'est même pas du parmesan !*

# Riz basmati aux lentilles corail et aux épices exotiques

4 personnes – Préparation : 15 min – Cuisson : 35 min

*120 g de lentilles corail – 170 g de riz basmati – 1 morceau de curcuma frais d'environ 2 cm – 1 morceau de gingembre frais d'environ 1 cm – 1 gousse d'ail – 1 oignon – 2 tomates – 1 cuil. à soupe d'huile d'olive vierge extra – 1 cuil. à soupe de graines de moutarde – le jus de 2 citrons – sel*

Faites cuire les lentilles pendant 15 minutes dans une casserole d'eau bouillante salée. Dans une autre casserole, faites cuire le riz basmati dans de l'eau bouillante salée pendant 10 minutes. À la fin de la cuisson de ces deux ingrédients, égouttez-les soigneusement.

Épluchez et râpez finement le morceau de curcuma. Faites de même avec le gingembre. Pelez et hachez la gousse d'ail. Épluchez et hachez l'oignon. Équeutez, épluchez et concassez les tomates.

Versez l'huile d'olive dans une cocotte et faites chauffer. Faites-y cuire le curcuma, le gingembre, l'ail et l'oignon pendant environ 5 minutes, puis ajoutez la moutarde en graines. Poursuivez la cuisson à feu moyen pendant 5 minutes, sans cesser de remuer.

Enfin, incorporez les tomates concassées et arrosez du jus des citrons. Poursuivez cette cuisson pendant une dizaine de minutes.

Ajoutez alors les lentilles corail et le riz basmati dans la cocotte. Faites réchauffer le tout en mélangeant. Servez chaud.

*Le mot « basmati » est dérivé d'un nom hindi que l'on peut traduire par « reine du parfum ». L'un des principaux pays producteurs de riz basmati est le Pakistan. Aujourd'hui, industrialisation et uniformisation aidant, le riz basmati est infiniment moins parfumé qu'il y a quelques années et il ne se distingue plus guère des autres riz, malheureusement. Surtout lorsqu'il s'agit des principales marques industrielles qui ne valent guère que l'on s'y attarde. On le distingue cependant des autres variétés de riz car ses grains sont plus longs que larges et ils ont encore tendance à s'allonger en cours de cuisson. Les grains ne collent pas entre eux.*

# Salade de haricots blancs aux piquillos et au chorizo

4 personnes – Préparation : 20 min – Cuisson : 1 h – Marinade : 1 h

*250 g de haricots secs – 2 gousses d'ail – 1 bouquet garni – 600 g de crevettes non décortiquées – 60 g de chorizo doux – 6 poivrons piquillos en bocal – 1 oignon rouge – 1/2 botte de persil – 1 cuil. à soupe de jus de citron – 4 cuil. à soupe d'huile d'olive vierge extra – 5 cuil. à soupe de vinaigre de Xérès – sel, poivre*

Faites cuire les haricots secs durant 1 heure dans de l'eau bouillante salée, avec 1 gousse d'ail pelée et le bouquet garni. Faites-les cuire jusqu'à ce qu'ils soient fondants ou encore un petit peu croquants, selon le goût. Égouttez-les soigneusement à la fin de leur cuisson.

Décortiquez les crevettes. Mettez la chair des crevettes (éventuellement coupées en morceaux en fonction de leur taille et du goût de chacun) dans un grand plat creux. Détaillez le chorizo en dés. Taillez les piquillos en fines lanières. Ajoutez ces deux ingrédients dans le plat contenant les crevettes.

Égouttez bien les haricots et ajoutez-les dans le même plat.

Épluchez l'oignon et hachez-le. Pelez et hachez la seconde gousse d'ail. Lavez, essorez et hachez le persil. Ajoutez ces trois ingrédients dans le plat.

Arrosez le tout de jus de citron, d'huile d'olive et de vinaigre de Xérès. Assaisonnez de sel et de poivre. Mélangez de manière à bien enrober les crevettes et les haricots.

Laissez mariner au frais pendant environ 1 heure avant de servir.

*Une véritable salade repas, aux allures un peu espagnoles, idéale pour quatre personnes. Méfiez-vous des chorizos industriels. Outre le côté douteux de certains de leurs composants, ils sont souvent abusivement gras. Il est vrai que, pour les industriels de l'agroalimentaire, le gras ne coûte pas cher... Cette salade peut aussi se servir tiède ou à température ambiante.*

# Salade de haricots blancs aux tomates séchées

4 personnes – Préparation : 20 min – Cuisson : 1 h

*400 g de haricots blancs – 1 cube de bouillon de légumes bio – 1 gousse d'ail – 2 cuil. à soupe d'huile d'olive vierge extra – 1 cuil. à soupe de vinaigre balsamique – 40 g de parmesan râpé – 200 g de tomates séchées – 150 g de roquette*

La veille de la préparation, faites tremper les haricots blancs pendant 12 heures (ou toute une nuit). Le jour de la préparation, faites-les cuire dans une eau salée additionnée du cube de bouillon de légumes pendant environ 1 heure. À la fin de la cuisson, égouttez-les et rafraîchissez-les rapidement sous l'eau froide.

Préparez une sauce. Pelez et pressez la gousse d'ail. Mélangez-la à l'huile d'olive, au vinaigre balsamique et au parmesan. Détaillez les tomates séchées en fines lamelles. Répartissez la roquette dans un grand plat creux, ajoutez-y les tomates séchées et les haricots blancs. Arrosez de sauce et mélangez délicatement. Servez aussitôt.

*Élaboré selon une recette ancienne, le vinaigre balsamique est obtenu à partir du moût de raisin cuit (cépage trebbiano et lambrusco) qui mûrit et fermente naturellement dans des tonnelets de bois aux essences différentes, de plus en plus petits, exposés à la forte amplitude thermique dans la région de Modène, en Émilie-Romagne. Au fil des ans, il devient sirupeux, acquiert une couleur intense et développe une saveur puissante. Ce produit au succès incontestable s'est rapidement vu copié. Son nom galvaudé a dû se ressaisir : en 1993, un consortium naît pour discipliner la production et certifier une élaboration dans le respect des règles de qualité. Une collerette numérotée du « Consorzio Aceto Balsamico di Modena » est apposée sur les flacons contrôlés. Les vinaigres industriels ne possédant pas cette validation sont de pâles imitations, n'ayant pour certains ni trace de moût de raisins, ni séjour en tonneau de bois. À éviter ! Aussi noble qu'exceptionnel, le « vinaigre traditionnel balsamique DOP » (équivalent italien de l'AOP) est composé à 100 % de moût de raisins. Affichant 12 ans voire plus, son prix élevé grimpe avec l'âge. Heureusement, seules quelques gouttes suffisent ! Plus commun et plus abordable, le « vinaigre balsamique IGP » certifie l'origine du produit mais pas sa fabrication traditionnelle. Jouissant de la notoriété du « tradizionale », ce produit différent contient un mélange de moût de raisins (20 % minimum) et de vinaigre de vin (10 % minimum) mais sans teneur maximale. À l'achat, il faut absolument lire l'ordre des ingrédients. Le moût arrive en premier dans la composition ? Le vinaigre sera plus doux et la qualité meilleure. Si c'est le vinaigre de vin qui s'inscrit d'abord, l'acidité prime et risque de vous faire grimacer. Malheureusement autorisés, méfiez-vous des additifs et du caramel qui colore, remplace fictivement la réduction lente et apporte la note sucrée de façon artificielle.*

## Salade de pois chiches en rouge et vert

4 personnes – Préparation : 15 min – Cuisson : 1 h

*400 g de pois chiches secs – 1 cube de bouillon de légumes bio – 10 à 12 asperges vertes – 1 botte de radis – 200 g de tomates cerises – 3 oignons nouveaux (avec la tige) – 2 cuil. à soupe d'huile d'olive vierge extra – 1 cuil. à soupe de vinaigre de Xérès – sel, poivre*

La veille de la préparation, faites tremper les pois chiches pendant environ 12 heures (ou toute une nuit). Ensuite, rincez-les et faites-les cuire dans de l'eau bouillante, avec le cube de bouillon de légumes, pendant 1 heure. En fin de cuisson, égouttez-les soigneusement et rafraîchissez-les sous l'eau froide.

Faites cuire les asperges dans de l'eau bouillante légèrement salée pendant 5 minutes. Laissez-les refroidir. Taillez les radis en rondelles pas trop épaisses. Coupez les tomates cerises en deux. Émincez les oignons nouveaux (avec la tige). Préparez une vinaigrette en mélangeant l'huile d'olive et le vinaigre de Xérès. Émulsionnez.

Mettez les pois chiches dans un grand plat creux. Ajoutez les asperges, les radis, les tomates et les oignons nouveaux. Arrosez de vinaigrette. Assaisonnez de sel et de poivre selon le goût. Mélangez délicatement. Servez aussitôt.

*Attention aux cubes de bouillon industriels ! Non seulement, ils sont gorgés de sel, mais ils intègrent aussi un nombre impressionnant d'additifs alimentaires chimiques douteux, voire franchement toxiques et dangereux pour la santé. Notamment du glutamate de sodium, repris sous la référence européenne E621, qui sert d'exhausteur de goût. Problème : cet additif E621 augmente artificiellement inutilement et anormalement l'appétit. Déréglant par la même occasion les sensations de faim et de satiété. Cet effet pervers du glutamate de sodium est d'autant plus dangereux que les problèmes de surpoids, voire même d'obésité morbide, sont l'une des grandes préoccupations de santé dans les pays où règnent la malbouffe industrielle et l'agroalimentaire « low-cost »... et donc forcément « low-quality ». Ce n'est pas tout : le E621 provoquerait aussi une trop grande sécrétion d'insuline impliquée dans le développement du diabète de type 2, autre grand problème de santé dans nombre de pays. Les scientifiques compétents et indépendants accusent aussi le glutamate d'être un « puissant stimulateur » pour les tumeurs cancéreuses, rendant parfois un cancer qui aurait pu être soigné incurable. De même, ils le soupçonnent de porter gravement atteinte au cerveau en favorisant l'apparition et/ou l'aggravation de nombreux troubles neurologiques graves dont les maladies de Parkinson et d'Alzheimer. Privilégiez toujours les cubes de bouillon bio.*

# Salade de pois chiches et d'abricots

4 personnes – Préparation : 10 min – Cuisson : 10 min

*200 g de haricots verts – 200 g de pois chiches (2 boîtes) – 2 cuil. à soupe de ras-el-hanout – 400 g de tomates – 5 ou 6 abricots frais – 1 filet d'huile d'olive vierge extra – sel, poivre*

Lavez et équeutez les haricots verts. Faites-les cuire à l'eau bouillante salée, puis égouttez-les et débitez-les en petits tronçons.

Égouttez soigneusement les pois chiches et ajoutez-les aux haricots. Ajoutez aussi le ras-el-hanout, assaisonnez de sel et de poivre.

Lavez et équeutez les tomates. Débitez-les en dés. Dénoyautez les abricots et coupez les fruits en dés.

Rassemblez tous les ingrédients dans un grand plat creux. Mélangez, ajoutez un généreux filet d'huile d'olive. Servez frais.

*Voici une recette estivale, végan et très haute en couleurs. En cuisine, privilégiez toujours une huile d'olive vierge extra, artisanale et biologique. Pour être vierge extra, une huile d'olive doit avoir été pressée mécaniquement, sans utilisation de produits chimiques plus ou moins douteux et toxiques comme en utilisent les industriels du secteur. La chaleur ne doit en outre jamais être utilisée et cette huile doit être issue d'une pression à froid, ce qui lui garantit de réelles qualités gustatives. Son taux d'acidité doit être inférieur à 1 %. Méfiez-vous toujours des huiles d'olive industrielles de la grande distribution, quelles que soient les marques. Notamment celles qui nous inondent de publicités tapageuses et mensongères. Souvent réalisées à base d'un mélange d'olives de toutes origines et de toutes qualités, ces huiles ne présentent que peu d'attraits gustatifs mais, par contre, un énorme inconvénient : trop souvent, elles éclaboussent à la cuisson. Or, une huile d'olive de qualité n'éclabousse jamais. Ce n'est pas l'huile d'olive qui éclabousse mais l'eau que les industriels peu scrupuleux et peu respectueux du produit et des consommateurs utilisent pour « allonger » l'huile. Ils vendent ainsi de la vulgaire eau au prix, parfois prohibitif qui plus est, de l'huile d'olive. Si votre huile d'olive éclabousse à la cuisson, jetez-la sans regret. Elle ne mérite aucune autre considération !*

## Salade de quinoa aux tomates confites et aux olives

4 personnes – Préparation : 10 min – Cuisson : 20 min

*200 g de quinoa – 2 piquillos – 150 g d'olives vertes – quelques tomates confites (selon le goût) – 1 botte de persil frais – 1 botte de coriandre fraîche – 1 botte de menthe fraîche – 2 limes (citrons verts) – 1 filet d'huile d'olive vierge extra – sel, poivre*

Remplissez une casserole d'eau salée, versez-y le quinoa et faites cuire pendant une vingtaine de minutes. À la fin de la cuisson, égouttez soigneusement le quinoa et laissez-le refroidir.

Coupez les piquillos en petits morceaux. Faites de même avec les olives vertes dénoyautées et avec les tomates confites. Rincez, essorez et ciselez les différentes herbes fraiches.

Versez le quinoa dans un plat creux. Ajoutez-y les piquillos, les olives vertes, les tomates confites ainsi que les herbes ciselées. Arrosez du jus des deux limes et d'un filet d'huile d'olive. Assaisonnez de sel et de poivre selon le goût. Servez bien frais.

*Le piment de piquillo – que les Basques aiment appeler « Pikilloko piper » – est essentiellement produit en Navarre. De forme triangulaire, assez peu charnu, il présente une peau dure et d'une belle couleur rouge foncé. Son origine se situe en Amérique du Sud, à la période pré-Inca. Aujourd'hui, son procédé de préparation en vue du conditionnement en boîtes de conserve est l'une de ses principales particularités. Traditionnellement, le produit est rôti ou cuit sur une surface de charbon végétal. Tout au long du processus, le piment ne doit jamais entrer en contact avec de l'eau afin de garder toute sa saveur.*

# Salade tiède d'aubergines et tofu, aux épices

4 personnes – Préparation : 10 min – Cuisson : 10 min

*800 g d'aubergines – 3 cuil. à soupe d'huile – 2 gousses d'ail – 3 oignons doux – 400 g de tofu ferme – 1/2 lime (citron vert) – 2 cuil. à soupe de sauce de soja – 1 cuil. à soupe de graines de sésame – sel, poivre*

Lavez et essuyez les aubergines. Éliminez le pédoncule puis débitez les aubergines en tranches assez épaisses.

Versez 1 cuillerée à soupe d'huile dans une poêle et faites chauffer. Disposez-y les rondelles d'aubergines les unes à côté des autres (elles ne doivent pas se chevaucher). Faites-les cuire jusqu'à ce que leurs bords commencent à noircir. À ce moment, retournez-les et poursuivez la cuisson jusqu'à ce que le cœur de chaque tranche soit cuit. Réservez hors de la poêle.

Pelez et hachez les gousses d'ail. Épluchez et émincez les oignons doux. Détaillez le tofu ferme en tranches. Pressez le lime afin d'en récolter tout le jus.

Reprenez la poêle précédente et badigeonnez-la d'huile. Faites chauffer sur un feu moyen en y mettant l'ail, l'oignon et le tofu. Poursuivez la cuisson pendant 2 ou 3 minutes avant de retourner les tranches de tofu. Arrosez du jus de lime, de sauce de soja et poursuivez la cuisson pendant encore 2 minutes.

Remettez alors les tranches d'aubergines dans la même poêle, le temps de les réchauffer. Laissez la préparation sur un feu doux jusqu'à ce qu'elle soit chaude à votre goût.

Répartissez cette préparation dans des assiettes de service individuelles. Assaisonnez de sel et de poivre. Saupoudrez de graines de sésame. Servez chaud.

*Prévue en plat principal pour quatre personnes, avec des nouilles chinoises en accompagnement, cette même recette fait aussi une originale entrée pour six.*

# Smoothie de framboises et banane, au lait de soja

1 verre – Préparation : 5 min – Pas de cuisson

*250 g de framboises – 1 banane – 10 cl de lait de soja – 15 g de son d'avoine*

Rincez rapidement les framboises sans les gorger d'eau, puis égouttez-les soigneusement.

Épluchez la banane et taillez-la grossièrement en morceaux.

Versez le lait de soja dans le bol d'un robot ménager. Ajoutez les framboises, la banane et le son d'avoine.

Actionnez l'appareil jusqu'à obtention d'un mélange bien onctueux. Servez aussitôt.

*Pas de framboises sur les étals du marché ? Pensez à d'autres petits fruits rouges : la fraise, par exemple, fait merveille dans cette recette 100 % énergisante.*

# Soupe aux fèves et aux lardons

4 personnes – Préparation : 20 min – Cuisson : 45 min

*2 tomates – 1 kg de fèves fraîches – 6 oignons nouveaux – 2 tiges de céleri – 1 laitue – 150 g de lardons– 1 cuil. à soupe d'huile d'olive vierge extra – 2 brins de thym – 1 feuille de laurier – 6 brins de persil frais – 8 tranches de pain de campagne – 40 g de beurre – sel, poivre*

Pelez et coupez les tomates en morceaux. Écossez les fèves. Émincez les oignons. Coupez les tiges de céleri en rondelles. Débitez les feuilles de la laitue en lanières. Faites revenir les lardons dans une cocotte avec 1 c. à s. d'huile d'olive, puis ajoutez les oignons, les tomates, le céleri ainsi que les herbes (thym, laurier, persil) nouées au fil de cuisine. Versez de l'eau à mi-hauteur et portez à ébullition. Ajoutez les fèves et la laitue. Salez, poivrez et cuisez à feu doux pendant 40 minutes.Pendant ce temps, taillez les tranches de pain en dés et faites-les dorer dans une poêle avec du beurre. Servez chaud, avec les croûtons à part.

*On peut privilégier les protéines végétales sans renoncer totalement aux produits carnés. Ici, l'association fèves-légumes avec les lardons fait merveille. En général, privilégiez des fèves de petite taille : leur peau n'est pas trop épaisse et elles sont plus tendres que les grosses fèves.*

# Soupe aux haricots blancs et aux champignons des bois

4 personnes – Préparation : 20 min – Cuisson : 20 min

*300 g de champignons des bois – 1 gousse d'ail – 2 échalotes – 500 g de haricots blancs en bocal – 10 à 15 g de beurre –1 cube de bouillon de légumes bio – 20 cl de crème liquide – sel, poivre*

Brossez les champignons et éliminez le bout terreux des pieds. Passez-les rapidement sous un filet d'eau froide, puis coupez les plus gros en morceaux (les plus petits peuvent rester entiers). Pelez la gousse d'ail et pressez-la. Épluchez les échalotes et émincez-les. Égouttez soigneusement les haricots blancs.

Mettez le beurre dans une sauteuse et faites chauffer. Faites-y revenir les champignons et les échalotes à feu moyen pendant 3 ou 4 minutes. Ajoutez alors l'ail, les haricots blancs, le cube de bouillon de légumes préalablement émietté ainsi que la crème liquide. Assaisonnez de sel et de poivre.

Mouillez le tout avec 40 cl d'eau. Faites cuire à feu doux pendant environ un quart d'heure.

À la fin de cette cuisson, mixez finement la préparation. Servez chaud.

*Les champignons occupent pratiquement toutes les niches écologiques. Leur abondance et leur diversité sont particulièrement importantes dans les écosystèmes forestiers où ils sont présents dans le sol, l'humus et les organes des arbres. Les champignons se comptent par milliers d'espèces. Le nombre d'espèces recensées à ce jour est d'environ 70.000. En fonction des possibilités de cueillette, dans le respect de la nature et des législations en vigueur, vous pouvez privilégier le bolet à pied rouge, le cèpe de Bordeaux, la chanterelle commune, la morille comestible, la russule dorée... et tant d'autres encore.*

## Soupe de lentilles au lait de coco et au curcuma

2 personnes – Préparation : 15 min – Cuisson : 20 min

*250 g de lentilles orange – 3 gousses d'ail – 2 oignons – 1 morceau de gingembre frais d'environ 3 cm – 1 cuil. à soupe de curcuma moulu – 2 cuil. à café de lait de coco – 1 cuil. à café d'huile d'olive vierge extra – sel, poivre*

Rincez les lentilles à l'eau froide. Plongez-les dans une casserole remplie de cinq fois leur volume d'eau. Portez ensuite à ébullition et faites doucement cuire pendant une petite vingtaine de minutes.

Pelez et émincez les gousses d'ail. Épluchez et émincez les oignons.

Versez l'huile d'olive dans une autre casserole et faites chauffer. Mettez-y le curcuma moulu et assaisonnez de poivre selon le goût. Mélangez, incorporez l'ail et l'oignon et faites revenir jusqu'à ce que ces derniers ingrédients soient translucides.

Assaisonnez de sel selon le goût. Ajoutez la préparation au curcuma aux lentilles et râpez le morceau de gingembre par-dessus.

Portez une dernière fois à ébullition et arrosez d'un peu de lait de coco juste avant de servir.

*Si, en cours de cuisson, la préparation a tendance à s'assécher, ajoutez un tout petit peu d'eau. Le curcuma mérite pleinement son appellation d' « épice-santé ». Celui que l'on appelle parfois « safran des Indes » se positionne résolument comme l'un des remèdes naturels privilégiés par les médecines traditionnelles chinoises, indonésiennes, thaïlandaises et indiennes. Il combat d'une manière aussi naturelle qu'efficace de nombreuses pathologies souvent étroitement liées à nos modes de vie occidentaux ainsi qu'à la malbouffe low-cost industrielle qui fait des ravages dans le monde entier. Diabète, problèmes rhumatismaux et articulaires, cancers, inflammations, maladies neurodégénératives, troubles cardiovasculaires, stress, problèmes d'ordre digestif... : rien (ou presque) n'échappe au curcuma.*

## Soupe froide de petits pois parfumée à la menthe

4 personnes – Préparation : 30 min – Cuisson : 30 min

*4 artichauts – 300 g de petits pois frais écossés – 2 échalotes – 2 cuil. à soupe d'huile d'olive vierge extra – une douzaine de feuilles de menthe fraîche – sel, poivre*

Préparez les artichauts. Coupez la queue et la tête de chaque artichaut. Retirez progressivement les feuilles dures sur tout le pied en tournant l'artichaut. Dès que vous arrivez au cœur, éliminez le foin à l'aide d'une petite cuillère. Terminez cette préparation en retirant toutes les bases des feuilles pour obtenir le fond d'artichaut. Lavez-le et coupez-le en quatre.

Lavez et égouttez les petits pois écossés. Épluchez et hachez grossièrement les échalotes.

Versez l'huile d'olive dans une casserole et faites chauffer. Faites-y revenir les échalotes et les fonds d'artichaut pendant 2 à 3 minutes. Couvrez d'eau et poursuivez la cuisson, en mijotant, pendant une dizaine de minutes.

À ce moment, incorporez les petits pois et faites mijoter pendant encore un quart d'heure.

Mixez finement le tout et laissez complètement refroidir.

Quand la soupe est tout à fait froide, hachez les feuilles de menthe, assaisonnez de sel et de poivre, parsemez de menthe fraîche et servez frais.

*Cette recette est prévue pour quatre personnes. Mais elle convient aussi pour préparer six à huit verrines apéritives. La quantité de feuilles de menthe est fournie à titre indicatif : en fonction de votre goût ou de votre envie du moment, vous pouvez en mettre un peu plus ou un peu moins. Cette soupe peut être préparée à l'avance et y gagne même en saveurs : plus elle attend et plus les saveurs se diffusent. Ne dépassez tout de même pas 48 heures entre la préparation et la dégustation.*

# Tomates farcies aux lentilles

4 personnes – Préparation : 15 min – Cuisson : 50 min
Refroidissement : 1 h

*250 g de lentilles blondes – 1 oignon – 200 g de tomates cerises – 3 cuil. à soupe d'huile d'olive vierge extra – 1 cuil. à soupe de vinaigre de Xérès – 1 kg de tomates – 5 brins de basilic frais – sel, poivre*

Rincez les lentilles à l'eau claire et égouttez-les soigneusement. Mettez-les dans une casserole, couvrez-les d'eau froide (comptez environ 2 fois leur volume) et couvrez le récipient.

À feu moyen, portez à ébullition et poursuivez la cuisson pendant 45 minutes. En cours de cuisson, assaisonnez de sel et de poivre. En fin de cuisson, égouttez les lentilles et laissez-les refroidir pendant au moins 1 heure.

Épluchez et hachez l'oignon. Lavez et essuyez les tomates cerises avant de les couper en deux.

Transvasez les lentilles refroidies dans un grand plat creux. Ajoutez-y les demi-tomates cerises et l'oignon. Arrosez d'huile d'olive et de vinaigre de Xérès. Mélangez délicatement.

Rincez et équeutez les tomates. Coupez un chapeau sur chacune d'elles. Évidez délicatement les tomates puis farcissez-les avec la préparation de lentilles. Réservez au frais jusqu'au moment de servir.

À ce moment, parsemez chaque tomate d'un peu de basilic frais finement ciselé.

*Facile et très bon marché, cette recette qui convient aux végétariens remplace avantageusement les traditionnelles tomates farcies à la viande hachée. Un changement gourmand pour les gourmets en quête de nouvelles saveurs.*

## Velouté de lentilles corail au duo d'épices et noisettes

4 personnes – Préparation : 10 min – Cuisson : 30 min

*600 g de lentilles corail – 80 g de noisettes – 10 cl de crème fraîche – 1 cuil. à café de curry en poudre – 1/2 cuil. à café de cumin moulu – 1 morceau de gingembre frais d'environ 1 cm – sel, poivre*

Versez 1 l d'eau dans une casserole. Ajoutez-y le curry, le cumin et le gingembre préalablement pelé et émincé finement. Ajoutez-y les lentilles, puis faites cuire le tout à feu doux pendant 15 à 20 minutes environ. Assaisonnez de sel et de poivre.

En fin de cuisson, réservez un quart de la préparation et passez le reste au mixeur avec la crème fraîche.

Ajoutez ensuite les lentilles entières à la préparation mixée. Réservez au chaud.

À la poêle, faites torréfier les noisettes à sec (sans ajout de matière grasse). Concassez-les grossièrement.

Transvasez la préparation de lentilles dans des bols individuels. Parsemez de noisettes concassées. Servez chaud.

*Dans la plupart des cas, les lentilles corail que l'on trouve dans le commerce, y compris nombre de produits bio, sont précuites. Leur cuisson à l'eau bouillante ne doit donc pas excéder 15 à 20 minutes au maximum. Pour plus de précisions, reportez-vous aux indications mentionnées sur leur emballage.*

EDITIONS Alpen

www.alpen.mc